강한
심장 위장 마음
만들기

강한 심장 위장 마음 만들기
21년 경력 한의학박사 한진의 음식 처방 및 지압법 공개

초판 1쇄 발행 2023년 8월 14일

지은이 한진
펴낸이 장길수
펴낸곳 지식과감성⁸
출판등록 제2012-000081호

교정 김서아
디자인 정윤솔
편집 정윤솔
검수 정은솔, 이현
마케팅 김윤길

주소 서울시 금천구 벚꽃로298 대륭포스트타워6차 1212호
전화 070-4651-3730~4
팩스 070-4325-7006
이메일 ksbookup@naver.com
홈페이지 www.knsbookup.com

ISBN 979-11-392-1244-0(03510)
값 16,700원

- 이 책의 판권은 지은이에게 있습니다.
- 이 책 내용의 전부 또는 일부를 재사용하려면 반드시 지은이의 서면 동의를 받아야 합니다.
- 잘못된 책은 구입하신 곳에서 바꾸어 드립니다.

지식과감성⁸
홈페이지 바로가기

강한
심장 위장 마음
만들기

어려운 말 안 쓰는 한의사
**21년 경력 한의학박사 한진의
음식 처방 및 지압법 공개**

한진 박사 지음

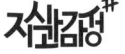

목차

프롤로그　　　　　　　　　　　　　　　　　　　　8

1장
심장과 위장 그리고 마음

01 위장병 환자의 얼굴　　　　　　　　　　　　14
02 누가 위장병에 걸리고 왜 잘 낫지 않나?　　　19
03 제산제와 진통제를 오래 복용하면　　　　　　26
04 자주 체한다면　　　　　　　　　　　　　　　29
05 역류성 식도염, 위염의 연령별 증상　　　　　32
06 여기 안 나으면 위장병은 못 고쳐요　　　　　40
07 생강차와 양배추즙의 활용법　　　　　　　　42
08 심장 중요한 거 다 아시지요?　　　　　　　　44
09 맥박이 간혹 안 뛰어요　　　　　　　　　　　48
10 화병과 부정맥　　　　　　　　　　　　　　　51
11 심장 스텐트 시술 후에도 협심증 증상이 지속?　53
12 전극 도자 절제술을 또 받으라는데　　　　　　56
13 건강염려증도 병이다　　　　　　　　　　　　60
14 도무지 화를 추스를 수 없다　　　　　　　　　63

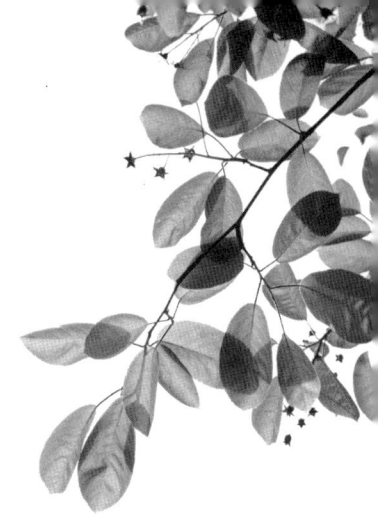

2장
심장과 위장 강하게

01 오미자차 - 가슴이 두근거리고 답답할 때   68

02 소상小商혈, 음릉천陰陵泉혈 그리고 도라지차
   - 목 이물감에 딸꾹질도 자주 나타난다면   74

03 참깨가루죽 - 말하다 보면 사람들이 자꾸 뒤로 물러나요?   80

04 뽕잎차 - 말만 들어도 무서운 혈전   83

05 산사나무열매차 - 소화가 잘되면 가슴도 편해져   85

06 중괴中魁혈 - 속 쓰림은 낮과 밤이 달라요   89

07 얼린 홍시 - 숙취 해소엔 이보다 좋은 게 없다   92

08 연잎밥 - 담적을 없애요   97

09 냉이나물무침 - 트림을 너무 자주 한다면   100

10 방아잎차 - 협심증으로 가슴이 조이고 아프다면   103

11 합곡合谷혈 - 내시경은 정상이라는데 속이 늘 좋지 않을 때   107

12 시래기국밥 - 부정맥에 목 이물감도 있을 때   111

13 토란국 - 잦은 기침으로 목이 따끔거린다면   114

14 감잎차 – 과민성 대장에서 벗어나고 싶다면   120

15 연근조림 – 심근 경색의 예방과 재발 방지를 위해   122

16 소고기뭇국과 전중膻中혈 – 소화력을 높이려면   125

17 두유頭維혈, 후계後谿혈 – 머리 아플 땐 여기 두 군데만 눌러 주세요   129

18 영지버섯차 – 속 쓰린 사람들은 속에 열이 많더라   132

19 산조인차 – 심방세동 증상 완화에 좋은   136

20 치자죽 – 입이 쓰고 배꼽 위에 박동이 느껴질 때   141

21 노니차 – 두드러기가 자주 발생한다면   144

22 도토리묵 – 살찌고 싶어요   146

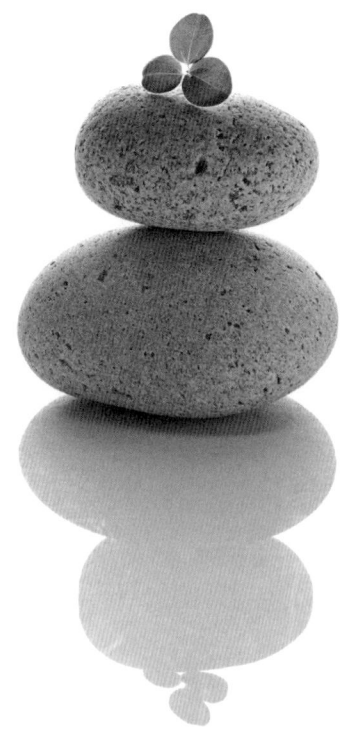

3장
마음 강하게

01 대추감자조림 – 세로토닌도 순환이 잘돼야 풍부해져　　152

02 호두죽 – 강박증에 불안하고 잠까지 안 올 때　　155

03 시금치해삼볶음 – 화병을 풀어내자　　158

04 천마차 – 기억력을 높이려면　　161

05 둥글레구기자죽 – 심신心腎 안정으로 뇌를 편안하게　　166

06 전복돼지고기장조림 – 오후만 되면 늘어진다고요?　　169

07 오이바나나주스 – 불안하면 혈압도 올라간다?　　175

08 천궁차 – 만능 두통약　　179

09 박하차 – 망상과 불안을 누그러뜨리려면　　183

10 방풍나물훈제오리고기볶음 – 무력감에 우울하고 입맛까지 없을 때　　186

11 죽순죽 – 나도 혹시 공황 장애?　　189

12 백복령차 – 울렁거리는 가슴 안고　　192

13 달래무침 – 적응에 문제가 있다면　　195

14 소부少府혈과 신문神門혈 – 잠 좀 잤으면　　198

15 펜넬 – 마음 어딘가 허전하거나 우울할 때 좋은 향기　　202

부록　　206

에필로그　　216

────────────── 프롤로그 ──────────────

'백세 시대'라는 말처럼 사람의 기대 수명이 늘어난 요즘, 어떻게 하면 아프지 않고 편안하게 사느냐에 대한 관심이 크다. 젊은이부터 나이 든 사람까지 삶의 질을 떨어뜨리는 증상과 관계된 대표적인 장기로 위장과 심장을 들 수 있다. 위장은 평생 외부 음식물을 섭취하여 생활에 필요한 에너지를 얻어야 하므로 중요하고 심장은 살아 있는 동안 한 번도 쉬지 않고 박동하며 간이나 콩팥, 뇌, 피부 등의 장기나 조직에 양질의 혈액을 공급하므로 우리 몸의 군주가 되는 장기다. 위장 역시 심장으로부터 영양을 공급받아야 운동과 분해, 흡수력을 유지할 수 있다. 여기에 사람의 마음은 신체 장기의 기능에 영향을 미친다. 소위 신체화 반응이 바로 그것이다. 일이나 사람 관계로부터 화가 나면 입맛이 뚝 떨어지고 체하는 증상을 예로 들 수 있다. 이처럼 마음은 몸과 유기적으로 연결되어 있다. 몸의 장기 중 삶을 지탱하는 새로운 동력을 창출하려면 위장과 심장이 튼튼해야 하고 무리 없이 활동을 꾸준히 유지해 나가려면 마음이 편해야 한다.

누구나 편안하게 살고 싶다. 팍팍한 삶 속에서 나름 여가를 즐기고, 이마저도 견디기 힘든 사람은 자연인이 되기도 한다. 풍요롭게 살지 않아도 마음 편히 살아야 하는데 그러려면 먼저 육체적으로 편안해야 한다. 마음이 편안하지 못한데 몸마저 고달프면 더욱 힘들 것이다.

몸과 마음이 모두 약할 때 우선 몸을 강하게 할 필요가 있다. 특히 심장과 위장을 강하게 만든다면 일단 몸의 영양 흡수와 순환이 좋아진다. 영양이 풍족하면 체력과 면역력이 좋아질 테고 순환이 잘되면 몸의 각 기관이 활성화되고 노폐물이 몸 밖으로 잘 빠져나가 몸이 가벼워진다. 피로하지 않고 몸이 가볍다면 정신적 스트레스에 대한 저항력이 길러진다. 당장 해결하지 못하는 일로 인한 스트레스에서 어느 정도 자유롭게 한다. 불안하고 우울할 때 집 안에만 있으면 마음이 더욱 불편해진다. 집 밖으로 나가 걷거나 뛰고 나면 마음이 한결 가벼워짐을 느낀다. 하지만 야외 활동을 할 수 있을 만큼 기초적인 몸 상태가 아니라면 마음의 불편을 해소할 방법이 없다. 따라서 몸과 마음

프롤로그

이 모두 병들었다면 몸을 먼저 고칠 필요가 있다. 이 책에서 심장과 위장이라는 육체적 장기를 먼저 강하게 만든 후 마음을 강하게 만드는 방법에 대해 저술한 이유이기도 하다.

심장과 위장 그리고 마음을 강하게 만들기 위해선 일상에서 관련 증상을 개선하는 방법으로 가능하다. 물론 인터넷을 검색하면 다양한 정보가 쏟아져 나온다. 대학 병원에서 제공하는 의학 지식부터 질환 카페에서 병에 대한 질의응답 그리고 광고성으로 만드는, 마치 스스로 질문하고 스스로 답하는 의학 정보 등 다양하다. 필자 역시 질환에 대한 정보를 제공하는 것은 같지만 직접 진료하고 치료해 본 경험에서 우러나오는 지식이라는 점에서 조금 다르다고 할 수 있다. 필자가 말한 내용은 어디서도 들어 보지 못한 내용들이 있는데 이는 필자가 공부한 책에도 나오지 않는 내용이 많다. 이런 일이 나타나는 이유는 아무래도 진료하면서 겪은 환자들의 증상이 사람마다 다르게 나타나기 때문이라고 생각한다. 예를 들면 역류성 식도염, 부정맥, 공황장애라는 병명이 같아도 개인마다 느끼는 증상이 제각각이고 병의 경중도 다르다. 질병별로 일반적으로 토로하는 것과는 다른 증상을 말할 수도 있는데, 이런 것은 진료하지 않으면 얻을 수 없는 정보다. 어쩌면 이 책의 근간은 그간 진료했던 환자분들에게서 받은 것일지 모른다. 지면을 통해 감사의 말씀 드린다.

건강 서적의 특징상 지루함을 달래기 위해 한의사로서 경험한 에피

소드들을 중간중간 배치하여 잠깐씩 재미를 주고자 하였다.

식치食治라는 말이 있다. 음식으로 질병을 치료한다는 의미이다. 매우 중하고 응급 상황이라면 당연히 큰 병원을 방문하는 게 우선이다. 하지만 병이 중하지 않은 상황이라면 병이 더 심해지기 전에 일상생활에서 관리한다면 큰 병으로 발전할 가능성을 낮출 수 있다. 병이 이미 심해졌더라도 생활 속의 작은 변화를 통해 증상의 강도를 조금씩 줄일 수 있다.

이를 위해 생활 속에서 쉽게 접할 수 있는 음식 재료로 도움을 얻는 방법을 안내하였고 간단한 지압을 통해 침을 주기적으로 맞는 효과까지 기대할 수 있다.

자신에게 해당하는 내용을 찾아 조금씩 실천하면 건강한 삶을 유지하는 데 도움이 될 것이다.

한의학박사 한의사 한진

• 강한 심장 위장 마음 만들기 •

1장

심장과 위장 그리고 마음

01
위장병 환자의 얼굴

　술 마시면 얼굴이 금세 빨개지는 사람들이 있다. 체내 알코올 분해 효소가 적어 나타나는 현상이라고 알려져 있는데 어느 날은 빨개지고 또 어떤 날은 많이 마셔도 얼굴색 하나 바뀌지 않는 걸 보면 간의 대사 기능이 컨디션에 따라 다름을 보여 주는 것이다. 매번 얼굴이 빨개지는 사람은 아무래도 주량을 줄일 필요가 있는데 얼굴색이 잘 안 바뀌는 사람도 잦은 음주는 간 기능을 떨어뜨릴 것이므로 건강할 때 간을 지키는 것이 좋다.

　한 사람의 얼굴을 보면 그 사람이 어떻게 살아왔는지 그 인생을 들여다볼 수 있다. 오랫동안 많은 환자를 본 경험 많은 의료인은 환자의 얼굴이나 몸짓을 보고 이 사람이 어디가 어떻게 아픈지 그가 직접 말을 안 해도 어느 정도 가늠할 수 있다.
　위장병 치료를 위해 진료실 문을 두드리는 환자들의 얼굴을 보면 우선 너무 어두운 표정은 아니다. 물론 오랜 기간 위장병으로 고생한 사람은 목소리에 힘이 없고, 오래 앉아 있는 것도 힘들어하기도 하지만 대부분은 꼭 낫겠다는 의지가 강한 편이라 우선 밝게 웃으려고 애쓰는 모습이 많이 보인다. 표정이 없고 굳은 얼굴을 가진 사람도 대화를 나누고 마음을 나누는 과정을 통해 눈물을 흘리면서 표정이 부드럽게 변하기도 한다. 마음이 누그러지고 열리기 위해선 30분 정도 상담이 필요하다. 왜냐하면, 환자의 증상은 물론 생활 습관을 온전히 이해할 수 있기 때문이다.

위장병 환자의 피부색은 검기도 하고 하얗기도 하지만 전반적으로 좀 누렇게 피부가 뜬 느낌이 든다. 한의학에선 이를 위황증萎黃症이라고 부르고, 간이나 췌장 그리고 담도膽道에 문제가 생겨 유발된 황달에 비해선 좀 어두우나 눈의 흰자까지 노랗지는 않다. 위황증은 소화력이 약하여 먹은 음식물에서 영양이 제대로 흡수되지 않을 때 나타난다. 노란색이 조금 선명하다면 당근, 귤과 같이 베타카로틴 성분이 많이 함유된 식품을 많이 섭취한 것이 이유이다. 이런 경우엔 손발이 노래지기도 한다.

위장병 환자들의 얼굴에서 가장 특징적인 모습은 입술에 나타난다. 영양 흡수가 잘 안 되고 마른 체형의 사람은 입술에 핏기가 없고 창백하다. 손톱 역시 비슷한 색을 띤다. 위나 식도에 만성적인 염증이 있다면 입술이 검은 편인데 약간 어두운 색조인 경우도 있는데 심한 사람은 흑염소 같은 색을 보이기도 한다. 입술이 검은색을 보이는 것은 위장에 염증으로 인한 위열胃熱이 나타나기 때문이다. 열은 위로 올라가는 속성을 가지고 있으므로 위에 열이 많다면 입술에 윤기가 없고 건조하고 갈라지는데, 입술이 튼 부분을 수시로 뜯는 사람도 있다.

얼굴의 형태를 보면, 얼굴이 작고 긴 사람이 위장병을 오랜 기간 앓은 사람이 많았는데 위장이 약하게 타고난 경우라 볼 수 있다.

동안침의 효과

한의사, 양의사 막론하고 큰 병원이나 노인 침 환자만 위주로 하는 한의원과 신경 정신과나 정형외과 같은 전문 진료과를 제외하고, 심지어 출산율 저하로 환자가 줄어든 분만을 하지 않는 산부인과에서도 세부 진료 주제는 비만과 미용이다. 이 두 가지 분야가 동네 로컬 의원에서 집중하기 시작한 건 이십 년도 넘은 것 같다. 아마도 내가 학생 시절일 때부터 주요 관심사일 듯싶다. 양방 병원에서 미용 치료가 레이저가 대세라면 한의원에서는 동안침(공식 명칭은 정안침) 요법이다. 비만과 미용은 모두 비급여다. 즉 건강 보험이 적용되지 않는다. 똑같이 얼굴에 침을 맞아도 구안와사나 눈떨림 치료가 목적이라면 총 진료비의 30%만 내면 되지만 미용과 관련된 침은 진료비 전액을 환자가 100% 부담하게 된다. 침과 더불어 매선 요법이란 것도 있는데 양방 병원에선 리프팅 요법으로 알려져 있다. 녹는 실을 피하에 자입하여 피부의 탄력을 이끌어 내는 방법인데 개인에 따라 피부가 약한 사람은 실이 피하에서 뭉쳐 잘 녹지 않고 심하면 염증이 심해져 농이 나올 수도 있다. 하지만 동안침은 스테인리스 재질의 일반 침을 사용하고 시술 후 바로 빼므로 간혹 들 수 있는 멍 빼고는 매우 안전하다.

필러 시술처럼 피부 내부에 오래 머물면서 효과를 발휘하는 면에선 느리지만 또래보다 조금 더 젊어 보이는 자연스러운 효과를 기대한다면 동안침이 낫다.

동안침은 1회 시술당 50개에서 100개 정도 침을 맞는다. 일반 침이 지름 0.25~0.30mm 굵기를 사용하는데 동안침은 지름 0.20mm 정도의 얇은 침을 사용한다. 아무래도 얼굴 피부는 민감하므로 보다 얇은 침을 사용하는 것이다.

"이것도 없앨 수 있나요?"

중년의 여성들이(남성도 의외로 관심이 많음) 팔자 주름과 미간의 주름을 가리키며 흔히 하는 질문이다. 미국의 그랜드 캐니언처럼 깊은 주름은 사실 뭔가로 채워야 한다. 채우는 물질은 오래가는 것이어야 하는데 아까 언급한 녹는 실 요법처럼 인공적이며 때에 따라 안전하지 않다. 물론 숙련된 의사라면 믿어 볼 만하다. 항상 기억하라. 경험이 많지 않은 의료인은 자신이 쓰는 약이 환자에게 어떤 영향을 미칠지 잘 모를 수 있다. 이는 그 병을 겪어 본 의사가 같은 병을 가진 환자의 마음을 더 잘 이해하고 치료할 수 있는 것과 같다. 그럼 동안침은 주름 개선 효과가 없는가. 아니다. 잔주름을 옅게 만드는 효과는 분명하다. 그리고 피부 탄력을 개선하는 효과가 있는데 이는 침을 놓는 방향과도 밀접한 관계가 있다. 나이가 들면 피부가 아래로 처지고 늘어지게 마련이다. 소위 중력을 거스르는 방향으로 침을 놓게 된다. 아래에서 위로. 주 시술 부위는 얼굴이지만 목의 늘어진 피부의 탄력부터 키워야 하기에 목부터 침을 놓게 된다. 침을 맞고 있는 동안에는 뭔가가 위로 끌어당기는 기분이 드는데 침을 꽂고 유지하는 시간은 30분이다. 침을 뽑으면 위로 당겨진 느낌이 원위치로 돌아가지만 자주 시술을 받게 되면 점차 탄력 있는 피부로 바뀌게 된다.

"얼굴에 침을 맞았는데 소화가 잘 돼요."

마르고 얼굴빛이 맑지 않은 사람이 흔히 하는 말이다. 사람의 얼굴은 족양명위경이라는 경락이 지나간다. 얼굴에 침을 맞고 있는 환자의 배에서 꼬르륵 소리가 들린다. 위액과 같은 소화 효소가 분비되는 소리인데 환자들은 창피해한다. 하지만 절대로 창피할 필요가 없다. 이곳은 당신의 몸과 마음을 치료하는 한의원이니까.

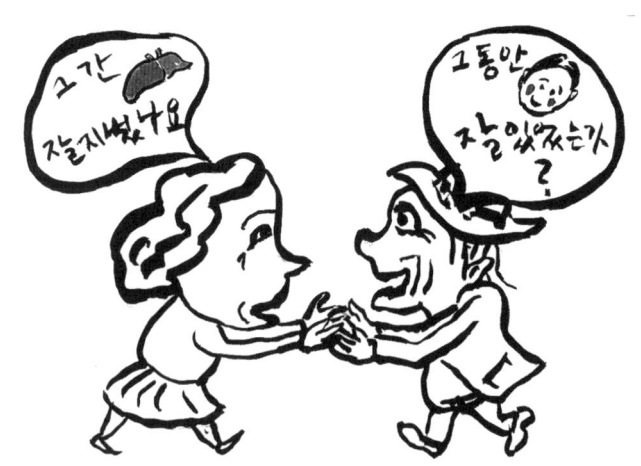

02
누가 위장병에 걸리고 왜 잘 낫지 않나?

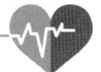

솔직히 말해 필자도 소화 기능이 약하다. 콩국수나 칼국수를 먹으면 종일 속이 더부룩하고 아무것도 먹고 싶지 않다. 추위를 잘 타는 편이고 더운 것도 잘 참지 못한다. 약간은 내성적이고 낯선 사람과 친해지는 데 시간이 걸리는 편이다. 몸을 움직이는 데도 땀이 금방 나지는 않고 사우나에서 땀을 많이 빼면 쉽게 노곤해진다. 이런 체질을 소음인少陰人이라 부른다.

최근 내시경 검사를 통해 위장병 진단을 받았거나 오래전에 진단받고 치료 관련 약물을 계속해서 복용 중이라면 이는 우리의 일상생활에 많은 불편감을 준다. 그렇다면 누가 위장병에 잘 걸리는 걸까?

우선 오래전부터 소화 기능이 떨어진 사람이 그렇다. 대개 학창 시절부터 위장 기능이 좋지 않았다고 말하는 사람이 많으며 유치원생이나 초등학생도 위장병 증상을 호소하는 경우가 상당수 있어 소화 기능은 어느 정도 타고난 것으로 볼 수 있다. 부모님이 소화 기능이 약한 경우 자식 역시 위장 기능이 저하된 경우가 많은 것으로 보아 유전적인 소인이 있는 것은 분명하다.

예전부터 소화 기능이 떨어지는 사람들은 대개 소음인 체질이 많다. 소음인은 타고나기를 소화기가 약한 사람이다. 대개 마른 체형이 많고 윗배를 보면 갈비뼈와 갈비뼈가 만나는 곳을 명치라 부르는데 이 부위가 좁고 길쭉한 체형을 가지고 있는 사람들이다.

소음인은 땀이 잘 나지 않는 경향이 강하고 사우나나 찜질방에서 땀을 좀 빼고 나면 쉽게 노곤해진다. 그래서 소음인은 사우나나 찜질방을 좋아하지 않는(좋아하더라도 오래 머무르지는 않음) 경우가 많다.

소음인의 다른 특징은 인후咽喉 부위가 약하다는 점이다. 평소 기관지가 약하고 기침이 자주 나는 편이고, 감기에 잘 걸리며, 감기에 걸리면 목감기가 잘 오는 경향이 있다. 목소리도 쉽게 잠기고 갈라지며 음성音聲에 힘이 없는 경우가 많다. 손발과 아랫배가 차가운 것도 소음인의 특징 중 하나다. 혈액 순환이 잘 안 되고 체력과 면역력이 쉽게 떨어지기 때문에 피로를 자주 느끼기도 한다. 임신이 가능한 연령대 여성은 생리 주기가 길어지고 생리량이 줄어드는 증상이 자주 나타난다. 소음인은 꼼꼼한 사람이 많은데, 일을 계획적으로 기교 넘치게 행한다. 모르는 사람과 쉽게 친해지지는 않지만 일단 친해지고 나면 마음을 쉽게 터놓고 지낸다. 성격이 예민하고 다른 사람에게 화를 잘 못 내고 가슴속에 담아 두는 경향이 많고 타인으로부터 받은 스트레스를 당시 바로 풀지 못한 것을 뒤늦게 후회하는 일도 많다. 소음인은 스트레스에 대한 내성이 약하다. 그래서 병명 앞에 신경성이나 기능성이라고 붙는 질환들 가령, 신경성 위염, 기능성 소화 불량 등의 질환에 자주 노출된다. 소음인은 그들이 가진 이런 특성들 때문에 위장병에 잘 걸리는 것이다. 그렇다고 소음인이라고 좌절하지 마시길 바란다. 소음인의 인내와 끈기는 다른 체질에 비해 더 뛰어나다. 그래서 어떤 병病에 걸리더라도 인내를 가지고 극복해 내는 사람들 역시 소음인이다.

  소음인은 살면서 잔병치레를 많이 한다. 이에 비해 태음인이나 소양인은 평소 건강한 편이다. 특별히 중대한 스트레스를 받거나 과식을 자주 하지 않는 한 위장병에 잘 걸리지 않는다. 태음인과 소양인은 젊은 시절부터 건강을 자부하는 사람이 많아서 병원에 잘 가지 않는다. 당연한 일이다. 하지만 두 체질의 단점도 있다. 일단 병에 걸리게 되면 큰 병인 경우가 많다는 점이다. 소음인처럼 자주 아프고 병원에 자주 드나들게 되면 큰 병을 미리 예방할 수 있는 장점이 있다. 소음인은 예전부터 아픈 데가 많아 자기 몸의 변화에 대해 그러려니 생각을 하나 평소 건강한 사람이 갑자기 아프면 견디기 힘들다. 특히 위장 문제에 대해서 더하다. 식욕이 왕성한 사람 중에 젊어서는 중국요리를 배달시키면 볶음밥을 먹고 난 후 짜장면을 추가로 먹을 수 있었는데 어느 날 갑자기 소화가 안 되면서 입맛이 영 줄어드니 '내가 큰 병에 걸린 건 아닌가?' 하고 걱정하기도 한다.

  우리나라에서 한 해 위장 질환으로 진료를 받는 사람의 수가 전체 국민 다섯 명 중 한 명에 이른다고 한다. 약사 친구의 얘기를 들어 보면, 약국을 방문하는 상당히 많은 사람이 위장병 관련 처방을 받는다고 말할 정도로 환자 수가 많다.

대개 위장병 환자들은 속이 불편하거나 목이 답답하면 먼저 내과나 이비인후과를 방문하여 내시경이나 후두경 검사를 받는다. 검사 후 역류성 식도염, 위염 혹은 후두염 진단을 받고 제산제나 위장관 운동 조절제 등을 처방받는다. 약을 처방받으면 금세 좋아지는 게 정상이지만 잠깐 좋아지는 듯하다가 나중엔 약이 잘 듣지 않거나 재발하는 경우가 많다. 그 이유는 두 가지로 나누어 생각할 수 있다.

첫째, 평소 육체적 노동을 자주 하여 허리, 어깨, 무릎, 손목, 팔꿈치 등 관절이 자주 아파 진통제를 복용하는 경우가 많고 대개는 비스테로이드성 소염 진통제를 복용하게 되는데, 이 약물이 부식성 식도염을 유발하는 위험 인자라는 점이다. 위 점막에 반복적으로 자극을 주어 염증을 유발하기 때문에 소염 진통제와 더불어 소화제가 같이 처방됨에도 불구하고 위장 질환이 잘 낫지 않게 만든다.

둘째, 역류성 식도염과 위염에 처방되는 제산제의 특징 때문이다. 제산제는 위산 분비를 억제하는 효능을 가지고 있다. 억제·차단하는 약물은 복용하다 중단하면 약 복용 전보다 증상이 더 심해지는 경향이 있는데, 이를 리바운드 현상이라 부른다. 일부 혈압약의 경우 혈압약 복용하다 중단할 때 원래보다 혈압 수치가 더 올라가는 것도 같은 이유다. 제산제의 장기 복용은 위산 부족을 유발할 수 있다.

역류성 식도염과 위염에 흔히 처방되는 제산제를 단기간 복용하여 증상이 사라지고 재발하지 않는다면 더할 나위 없이 좋겠지만 장기간(진료 경험상 한 달 이상) 복용하다가 중단하면 원래보다 증상이 더 심해질 수도 있다는 얘기다. 제산제를 복용하여도 약에 대한 반응이 적은 경우는 체력과 면역력이 떨어져 인체의 순환 기능이 떨어진 경우다. 어떤 약이든지 먹고 나면 순환이 잘 돼야 표적 장기에 잘 도달하고 효과를 발휘하게 되는데, 몸 자체가 약물 자체도 제대로 흡수하지 못하는 상황이라면 약효가 시의적절하게 나타날 수 없다.

사람마다 음식에 대한 기호가 제각각이다. 따라서 특정 음식을 좋아하지 않는 경우가 많다. 가령 "저는 과일을 안 먹어요." "콩을 안 먹어요." "고기는 원래부터 안 좋아해요."라고 말하는 경우가 있다.

소화 기능에 대한 기초적인 평가를 위해 "육류나 밀가루에 대한 부담은 있는가?"라고 물어볼 수 있는데 위장이 약한 사람은 고기나 빵, 라면 등을 섭취하면 속이 더부룩하고 답답한 증상이 있다고 답하는 경우가 많다. 그런데 이런 음식들이 위장에 부담됨에도 불구하고, 원래부터 고기나 밀가루 음식은 먹지 않으며, 소화는 잘되는 편이라고 말하기도 한다. 이는 음식을 먹을 수 있는 상황, 다시 말해 식사 때가 되어 음식을 섭취하는 행위 자체를 소화가 잘되는 것이라 말하는 것이다. 심지어 그렇게 말하면서 트림을 연속적으로 하기도 한다. 이런 경우를 소화가 잘되는 상황이라고 볼 수는 없다. 위장이 오래전부터 좋지 않으면 경험적으로 위장에 부담을 주는 음식은 피하기 마련이다. 나이 어린 초등학교 저학년 학생들조차 햄버거나 피자를 먹고 속이 안 좋은 경험을 하게 되면 잘 안 먹거나 아주 조금만 먹는 모습을 보인다. 특정 음식을 먹고 속이 더부룩하고 종일 전혀 배고프지 않으면 당연히 그런 음식은 피하게 되는데, 오랜 기간에 걸쳐 습관이 된다면 위장에 부담이 적은 음식만 섭취하면서 소식하는 것이 일상화되고 나중엔 소화에 큰 부담이 없다고 말하게 되는 것이다.

위장 질환으로 진료를 받는 사람 수가 전체 인구의 20% 정도임을 생각한다면 5명 중 4명은 육류나 밀가루 음식에 대한 부담이 적을 수 있다. 하지만 소화 기능이 약하다면 우선 자신의 현 상황을 받아들이고 치료에 임하는 것이 좋다. 그렇다고 일부러 육류나 밀가루 음식을 더 많이 섭취하면서 위장 상태를 테스트해 볼 필요까지는 없다.

환자들이 자주 하는 얘기가 어느 날 갑자기 소화가 안 되고 목과 가슴이 답답하여 내시경 검사를 받았더니 역류성 식도염과 위염이라고 했고 그 이후로 지금까지 잘 낫지 않는다는 것이다. 어제까지는 멀쩡했는데, 오늘 갑자기 역류성 식도염과 위염이 생길 수 있을까? 무슨 일이든지 그 일을 유발한 원인이 있기 마련이다. 집안에 우환이 있거나 사업이나 송사 등으로 큰 스트레스를 받은 후 발병하기도 하는데, 실제로 가능한 일이다. 갑자기 유발된 급성 스트레스는 위와 식도의 운동을 떨어뜨리고 위 식도 역류증을 유발할 수 있다.

한의학엔 탈영실정증脫營失精證이란 병명이 있다. 탈영은 높은 관직에 있던 사람이 갑자기 지위가 낮아지는 상황을 말하고, 실정은 재물이 많던 사람이 재물이 없어지는 상황을 말한다. 이에 따라 극심한 스트레스를 받고 입맛이 없어지고 몸의 기운이 쇠퇴할 수 있다. 집안의 우환이나 기타 업무적 문제 등 급성 스트레스로 유발된 역류성 식도염·위염은 그 원인이 되는 사건이 종결 혹은 해결이 되어야 온전히 나아지는 경향을 보이지만, 대개는 많은 시간이 지나야 하므로, 너무 시간만 믿고 기다리는 것보다는 적극적인 치료에 임하는 것이 시간적 그리고 경제적 손실을 줄이는 길이라 할 수 있다. 급성 스트레스 상황은 자율 신경의 조화가 무너진 상황이라고 볼 수 있다. 자율 신경은 사람의 의지와 상관없이 인체의 여러 기능을 제어하는 신경 계통을 말한다. 자율 신경 계통의 불균형이 기능성 소화 불량과 위 내 음식물 정체를 유발할 수도 있는 것이다. 자율 신경은 크게 '교감 신경'과 '부교감 신경'으로 나뉜다.

교감 신경은 주로 급성 스트레스와 같은 위험 요인에 대한 방어 작용을 담당하는데 주로 혈압이나 맥박을 상승시키고 소화관 효소의 분비를 억제한다. 부교감 신경은 교감 신경과 반대되는 작용으로 스트레스를 이완시키는 작용을 담당하며, 소화 효소의 분비를 촉진한다. 따라서 부교감 신경 기능이 저하되면 소화 효소가 덜 분비되고 위장관에 음식물이 머무르는 시간이 길어지고 상복부가 더부룩하고 답답한 증상을 초래할 수 있다.

부교감 신경과 교감 신경은 조화를 이루어야 하는데, 그러기 위해선 우리 몸의 순환이 잘돼야 한다. 동맥 순환을 통해 우리 몸 구석구석 신선한 혈액과 산소를 공급하고, 정맥 순환을 통해 노폐물과 이산화탄소를 몸 밖으로 제때 배출해야 할 필요가 있는 것이다.

이렇게 되면 우리 몸이 지나친 스트레스로 인해 교감 신경이 지나치게 활성화되는 걸 막고 부교감 신경과의 조화를 이루게 된다.

03
제산제와 진통제를 오래 복용하면

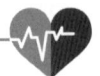

코가 뻥 뚫리는 법

유칼립투스 100% 방향유를 면봉이 찍어 양측 콧구멍 옆 부분에 발라 준다. 향이 강하여 눈이 매울 수도 있으니 눈은 감고 조용히 누워 있으면 좋다. 피부가 민감하여 기름을 바른 부위가 따끔거린다면 따뜻한 물로 닦아 낸다. 코가 막힐 때마다 수시로 시행하면 좋다.

비염이나 결막염 같은 알레르기 질환이 오래되고 감기에 잘 걸리면 항히스타민제, 진통제 그리고 항생제를 꾸준히 복용해야 하는 경우가 있다. 이들 약물 복용 후 역류성 식도염과 위염 증상이 생겨서 1년 이상 제산제를 복용하였으나 차도가 없는 경우도 있다. 내시경 소견은 점점 더 심해지고 급기야 후두염 증상이 나타나기도 한다.

공복 시 속 쓰림이 심하여 명치가 송곳으로 찌르듯 따끔거리는 증상이 나타나기도 하는데, 크림빵 등 단 음식을 선호하는 경우 증상이 심해지는 경향이 있다. 특히 근육이나 관절 손상으로 운동이 부족할 경우, 증상은 낫지 않고 오래간다. 이런 경우 진맥을 보면, 위胃의 맥脈이 매우 약하다. 이는 위장의 운동 기능이 저하되어 있음을 의미한다. 시작은 항히스타민제, 진통제, 항생제의 남용으로 역류성 식도염이 유발된 것이지만 장기적인 제산제의 복용으로 위 자체의 소화와 흡수력이 더욱 저하된 결과다.

제산제는 위산이 과도한 경우에는 매우 효과적인 약이다. 하지만 너무 자주 혹은 오랜 복용은 위의 정상적인 산도 자체를 낮추어 섭취한 단단한 음식을 부드러운 죽의 형태로 만드는 위 자체의 고유 기능을 손상할 가능성을 높이게 된다. 따라서 제산제는 속 쓰림 증상이 매우 심하여 생활에 지장이 있을 정도로 심한 경우에만 복용하는 것이 좋다. 좀 견딜 만하다면 **양배추즙**이나 **마즙**을 먹는 편이 낫다. 하지만, 식후 더부룩함으로 고생하고 있다면 양배추즙이나 마즙을 남용하는 것이 소화 불량을 유발할 수 있어 좋지 않다.

오랜 기간 명치와 아랫배가 늘 더부룩하다면 맥주와 같이 차가운 성질의 음료를 마시면 속이 더부룩해져 견디기 힘들 수 있다. 이럴 땐 종일 헛배가 부르고 위통胃痛이 나타나고 밥을 먹으면 좀 낫다가 한 시간 정도 지나면 다시 심해지기를 반복하게 된다. 수시로 위장약을 복용하지 않으면 식사를 전혀 할 수 없는 상황이 나타나기도 하는데 이는 위 운동 기능이 떨어져 적체가 유발되었기 때문이다.

위궤양과 위산 과다가 심하다면 제산제만 여러 가지를 복용할 수도 있다. 처음엔 가볍게 한두 알 정도로 시작하나 점차 제산제에 대한

의존도가 높아져 먹는 약물의 개수와 용량이 점점 늘어난다. 결국, 속쓰림으로 인한 위통이 수시로 나타나고 나중엔 제산제가 효과가 없기도 하다. 이런 상태가 위장병 환자 중 가장 고치기 어려운 상황이다. 여기에 속이 쓰려 새벽 2시에서 3시 혹은 취침 후 2시간 정도 지난 후 여지없이 속이 아파 잠에서 깬다면 만성 피로로 이어져 치료가 더 어려워지게 된다.

심한 경우 위 출혈로 인해 토혈吐血하기도 하고 활동기 위궤양의 전형적인 내시경 소견인 백태가 심하게 나타나 수술을 권유받기도 한다. 위암만 수술받는 것이 아니고 위궤양도 심하면 수술 대상이 될 수 있다. 위궤양이 나아지면 위통이 줄어들고 점차 제산제 먹는 빈도도 줄어들 수 있다. 육류나 신맛이 나는 음식을 섭취하면 위통이 더욱 심해지지만 과도하게 섭취하지 않으면 괜찮을 수도 있으니 절제가 필요하다.

04
자주 체한다면

"혀가 이래서 매운 걸 전혀 먹을 수 없어요." 혀 가운데가 협곡처럼 깊게 갈라진 여자 환자가 혀를 내보이며 말했다. 한국 사람치고 매운 음식 좋아하지 않는 사람이 드문데 좋아하는 떡볶이와 김치찌개를 먹지 못한다고 하니 안쓰럽기까지 했다. 예민한 성격인 것으로 보아 화가 넘쳐 얼굴에 올라와 진액을 말리는 상황이었다. 단기간에 해결될 상황이 아니라 마를 일 년 이상 꾸준히 먹게 했다. 그로부터 6개월이 지나 방문한 여자의 혀는 갈라진 틈이 많이 메꾸어져 있었다. 그런데 요즘은 매운 음식 잘 안 먹는다고 말했다. 자극적인 기호도 안 하면 싫어지는 것이다.

 자주 체한다는 건 위 속 음식이 소화 안 되는 경우, 즉 음식물의 분해가 늦음을 의미한다. 위의 운동 기능이 떨어진 경우이기도 하고, 급체했을 때도 음식물은 정체된다. 체하지 않았는데도 소화 장애가 나타난다면 만성 위염이나 역류성 식도염일 확률이 높다. 현대인 대부분은 이런 질환에 노출돼 있다. 평소 소화에 불편을 못 느끼는 사람조차 내시경 검사를 받으면 위나 식도에 미란성이든 표재성이든 염증 소견을 보이는 경우가 많다. 반대로 위내시경상 아무런 이상 소견이 없음에도 불구하고, 늘 소화가 안 될 수도 있는데, 이를 기능성 위장 장애라고 부른다.

위 속 음식의 분해가 더디다면 장의 운동도 생각해 볼 필요가 있다. 평소 변비가 있는 경우, 가스가 많이 찬 경우 혹은 평소 매일 화장실을 2회, 3회 이상 가고 변이 쉽게 묽어진다면 장내 숙변이나 대변의 정체가 있기 때문이다. 도로 사고 현장의 정체를 떠올리면 쉽게 이해가 갈 것이다. 사고가 수습되기 전엔 정체가 풀리지 않는다. 사고 현장을 장이라 생각하고, 뒤에 정체 구간을 위라고 생각했을 때, 장에서 음식물 찌꺼기가 오래 머물면, 위 속의 음식물이 쉽게 내려가지 않고 소화되지 않는다. 그러므로 장에서 소통이 잘돼야 위 속이 쉽게 비워진다는 뜻이다. 평소 화장실을 자주 가는데 장의 운동이 저하된다는 점은 언뜻 이해가 가지 않을 수도 있다. 이런 경우는 대개 대변의 초반이 묽게 나오다 뒷부분이 단단한 양상이다. 이는 장내 가스가 적체되고 숙변이 있는 상황이다. 이럴 때 장내 가스와 대변 소통을 위해 사하제瀉下劑를 자주 사용하는 건 금물이다. 만성 설사 환자처럼 변이 물처럼 쏟아지면 약간은 해소된 느낌을 받을 수 있지만 묽은 변은 지나친 체액 손실로 이어져 어지럼증, 두통, 만성 피로에 시달릴 수 있기 때문이다.

평소 소화 기능이 큰 이상이 없는데 과식, 소화 불량으로 급체가 나타날 땐 2회 정도의 침 치료만 받아도 금세 해소된다. 침 치료를 통해 위와 소장의 소화 효소의 분비와 운동이 향상되는데, 이때부터 음식물의 소화 분해가 신속하게 이루어진다. 더 나아가 위 부위를 만져서 단단히 뭉친 부위를 말랑하게 만드는 효과 역시 침 치료로 기대할 수 있다. 다만, 일정 기간의 침 치료에도 불구하고 속이 아프고 답답하며 소화가 안 되는 증상이 오래간다면 급체의 단계는 이미 지나 만성 위염이나 역류성 식도염으로 발전한 것이다. 이런 경우엔 적어도 2개월에서 3개월 정도의 꾸준한 치료가 필요하다.

05
역류성 식도염, 위염의 연령별 증상

'한 걸음 한 걸음'

다리에 힘이 없으면 한 걸음 내딛는 것이 얼마나 힘든 일인 줄 안다. 좁은 골목에서 어르신이 앞서 걸어가면 뒤에 있는 젊은이는 빨리 추월하고 싶을 것이다. 어르신이 빨리 걸을 줄 몰라서 그런 건 아닐 것이다. 나이가 들어도 꾸준한 산행이나 걷기 운동으로 하체 근육을 강화하면 운동을 안 하는 젊은이도 따라가지 못할 것이다. 하루 20분 정도 걷기 운동을 날마다 생활화하면 근력은 물론 고혈압 예방에도 좋다.

정말 많은 환자가 불편을 겪는 질환이 바로 역류성 식도염과 위염이다. 환자가 많은 이유는 전 연령에 걸쳐 환자가 있고, 식도염은 잘 낫지 않고 재발하는 특징이 있기 때문이다. 역류성 식도염과 위염은 대부분 내시경 검사를 통해 진단받는다. 위에 가벼운 발적(붉은 기운)이나 부은 거 빼곤 특별한 이상이 없는 경우가 많다. 이럴 때 역시 증상을 보고 역류성 식도염, 위염 진단을 받는다. 역류성 식도염은 목 이물감, 위염은 명치 통증 등이 가장 대표적인 증상이지만, 나이에 따라 증상이 나타나는 양상이 조금씩 다른 편이다. 그럼 나이에 따른 역류성 식도염, 위염 증상에 대해 알아보자.

10대와 20대

10대에겐 역류성 식도염, 위염 증상이 아주 구체적이고 명확하게 나타나지는 않는다. 이는 나이가 어릴수록 두드러지는데 10대에겐 '아프다'는 표현을 두루뭉술하게 사용한다. 특히 초등학교 3학년 이하 아이들은 소화가 안 되고 배가 더부룩하고 입맛이 없는 모든 상황에서 "배가 아파요."라고 말하는 경우가 많다. 목 이물감이 있다면 목이 아프다고 말한다. 이는 나이가 어려 표현하는 어휘력이 부족하므로 나타나는 현상이다. 이 시기의 아이들은 단맛에 대한 절제가 중요하다. 빵이나 아이스크림 등 단맛이 나는 것을 좋아하는 나이이고 자기 절제력이 부족하므로 보호자의 도움이 필요하다. 잘 치료되려면 말이다.

20대는 목 이물감, 가래, 기침 등의 목 증상보다는 명치 통증, 소화 불량 등의 증상이 더 두드러지는 경향을 보인다. 20대에 갑자기 위장이 나빠졌다기보다는 10대 때부터 위장이 안 좋은 경우가 많다. 또래 친구들이 좋아하는 파스타나 분식, 달콤한 디저트 등 밀가루 음식을 자주 먹게 되면서 증상이 더 심해지는 경우가 많다. 남자는 군 복무 시절 규칙적인 식사와 훈련으로 건강을 유지하다가 제대 후 불규칙한 식습관 및 복학, 취업 준비 등으로 스트레스를 받고 역류성 식도염 증상을 호소하는 경우가 많다.

30대와 40대

30대의 특징은 20대보다 목 이물감이나 가래, 기침 등의 목 증상이 소화 불량과 명치 통증만큼이나 심해진다. 20대에 취업을 준비하면서 스트레스를 받지만 30대가 되면 사회생활을 시작한 지 얼마 되지 않아서 적응하는 과정에서 받는 스트레스와 결혼과 임신, 출산 등으로 몸의 균형이 무너지는 경우가 많다. 젊은 나이이므로 제산제 복용에 반응이 좋고, 증상이 나빠졌다가도 금세 좋아지는 모습을 보인다. 하지만 직장 생활과 가정생활을 병행하여 육체적 피로가 많이 쌓인 경우엔 증상이 오래간다. 이런 경우 여성에게 난임難姙 환자가 많은 편이다. 임신이 목적인 치료가 아닌 역류성 식도염이 주된 목적일지라도 치료하는 과정 중 자연스레 임신에 성공하는 경우가 많다. 인체의 균형이 제자리를 찾아 나타나는 부수적인 결과라 할 수 있다.

40대가 되면 일단 30대하고 몸이 달라진다. 조금 과식했다 싶으면 바로 살이 되고 체중이 잘 늘어난다. 30대였을 때보다 몸의 대사 기능이 현저히 떨어진다. 피부도 전반적으로 건조하고 푸석푸석해지는 경향이 많은데, 햇볕이나 기타 자극에 민감한 피부로 변화하는 모습을 보인다. 이런 상황은 몸의 진액이 점점 부족해지는 양상을 반영하는 것인데, 진액 부족 증상이 심하면 심할수록 목소리가 잘 잠기는 증상이 나타나고 수시로 피곤해진다. 갱년기가 일찍 찾아온 상황이라 할 수 있다.

50대와 60대

50대와 60대는 자기 관리에 따라 노화의 모습이 상대적으로 다르게 나타난다. 60대인데도 50대처럼 보이는 경우가 있고, 반대로 50대인데 60대처럼 보이기도 한다. 이 연령대는 전형적인 갱년기다. 여성의 경우 폐경이라는 큰 사건을 겪게 된다. 폐경 직후엔 얼굴이 후끈 달아오르고 식은땀이 수시로 난다. 이 증상은 폐경 직후 여성만큼은 아닐지라도 남성이나 폐경기보다 나이가 많은 여성에게도 상체 열감 위주로 증상이 나타나게 된다.

앞서 40대 증상에서 밝힌 바와 같이 진액 부족 현상이 점점 심해지고 있음을 보여 주는 증거다. 진액 부족은 열이 위로 뜨는 증상이 나타나기 때문에 입안이 항상 마르고 건조한 양상을 보이는데, 위장의 열까지 겹쳐서 심해진다면 설태가 없고, 혀 가운데가 갈라지는 모습이 나타나기도 한다.

몸의 진액을 보강하는 데 좋은 것은 마다. 특히 혀 가운데가 갈라져 매운 음식을 입에 대기도 힘들던 사람에게 마를 2년에서 3년 동안 장복시켰더니 혀가 메워진 걸 본 적도 있다. 다만, 소화가 너무 안 되면 마를 먹고 속이 더 더부룩해질 수 있으므로 소화력이 떨어진다면 이를 먼저 회복한 후 먹어야 한다.

70대 이상

일단 노년기에 해당한다. 이때는 "정정하시네요."라는 말을 들으면 기분이 좋아진다. 이 나이 때도 직업적으로 왕성한 활동을 하기도 하고, 은퇴 후 집에서 쉬기도 한다. 보통 젊었을 때부터 성격이 예민한 분은 이 나이에도 그게 바뀌지 않는다. 그리고 건강은 문제없다고 말하기도 한다. 건강은 절대로 자신하거나 자만하는 게 아니다. 비슷한 연령대와 비교하여 조금 더 건강하다는 의미이지, 젊은이만큼 체력이 좋고 혈기가 왕성하지는 않다. 기본적으로 순환이 많이 떨어진 상태이고, 스스로는 소화가 잘된다고 생각해도 위장의 운동 기능이 많이 떨어진 상태다. 부드러운 음식을 자주 먹거나 섭취한 음식물을 오래 씹고 식도로 넘기는 식습관을 가지는 것이 좋다. 그리고 항상 여름을 조심해야 한다. 빠른 경우 이미 40대부터 진액이 줄어들기 시작하므로 여름에 땀을 통해 진액이 더 고갈되면 심장에 무리가 간다. 무리가 간 심장은 결국 추운 겨울에 문제를 일으키는 경우가 많다. 여름철 체력이 떨어지지 않도록 하고, 그래도 피로가 많다면 이를 보강하는 조치를 반드시 받는 것이 좋다. 평소 가슴이 답답하고 자주 어지럼증을 느끼신다면 위장으로부터 영양 흡수가 원활치 않고 이 영양분이 머리로 잘 공급되지 않는 상황임을 잊지 말아야 한다.

한의사로서 은퇴 시점은?

요즘 60세만 조금 넘으면 정년으로 은퇴하는 사람들이 많다. 물론 그보다 더 젊은 나이에 퇴직하거나 투자를 잘해 경제적 자유를 얻어 일하지 않는 사람도 있을 것이다. 한의사도 개업하면 자영업자가 된다. 자영업은 온라인 사업과 오프라인 사업에 따라 차이가 있으나 한의원은 일단 누군가가 방문해야만 운영을 할 수 있는데 여기엔 두 가지가 가장 큰 요인으로 작용한다. 한의사 개인의 치료 능력과 한의원의 위치가 바로 그것이다. 치료 실력이 거기서 거기라면 지하철역 앞이나 버스 정류장 앞, 1층에 은행이 입주한 건물 2층, 그리고 최소한 건널목 앞 등 위치가 좋은 한의원에 환자가 몰리리라.

한의원을 방문하는 환자 중엔 60대 중반 이상이면서도 육체적인 노동으로 일을 유지하는 분들이 있다. 노동일을 하는 분들은 주로 근육통을 치료하기 위해 침을 맞으러 오지만 몸이 재산이라는 사실을 누구보다 잘 알고 있으므로 체력과 근력을 보강하기 위한 보약에 대한 선호도가 매우 높다. 요즘은 젊은 세대들이 내 집 장만하기도 어렵고 자녀 교육에도 많은 지출을 하는 상황이므로 자식들이라고 무조건 부모 봉양을 의무로 여기는 시류가 아닌 듯하다. 자주 오시는 어머니 한 분은 본인도 여유가 많지 않은데 딸과 며느리 한약을 지어 주면서 말씀하셨다.

"벌어서 애들 약까지 지어 줘야 하네. 그렇다고 딸만 지어 주면 나중에 며느리가 서운할 거고."

"나중엔 자식들이 어머니 약 지어 주시겠죠."

"그나저나 몇 살까지 일해야 하나."

"일 안 하면 빨리 늙어요."

은퇴 후 집에서 할 일 없이 소요하다 아픈 데만 늘었다는 사람들을 떠올리며 그 어머니에게 말했지만 결국 나 자신한테 하는 말이다.

일을 오래 하려면 몸과 마음이 편해야 한다. 특히 마음이 편해야 한다. 한 가지 다행인 점은 한의원 개업했을 때부터 찾아오는 환자들이 언제나 나보다 나이가 많은 분들이 많다는 점이다. 내가 성인병과 만성 질환을 위주로 치료하다 보니 자연스럽게 40대 중후반 이상의 환자들이 많았다. 그래서인지 치료하면서 좀 미흡하더라도 웬만하면 넘어가는 편이다. 천성이 좋은 분들이 찾아오시는 것도 진료할 때 큰 복이라고 생각한다. 진료 시 치료가 더디면 나 자신이 먼저 조급해지기는 하지만 환자들이 치료 성과에 큰 스트레스를 주지는 않는 편이다. 물론 그런 사람이 한 명도 없다는 얘기는 아니다. 1년간의 비율로 따지면 아주 미미하므로 이런 이유의 스트레스는 적다. 물론 진료 경험이 늘면서 치료 성과가 더 높아진 탓도 있다.

내가 한의원을 운영하는 서울 강서구에는 강서구 한의사회가 있는데, 여기에는 16개의 분반이 있다. 위치에 따라 분반을 한 것인데 한 반에 10개 정도 한의원이 있다. 결국 강서구에만 160개의 한의원이 있는 셈이다.

'물량 앞에 장사 없다.'

주로 부동산 가격 문제를 논할 때 자주 언급되는 문구이다. 예전에 한의원이 몇 개 없던 시절엔 광고를 많이 하지 않아도 환자들이 줄을 서며 찾았을 것이다. 지금은 집 앞으로 얼마 걷지 않아도 한의원을 만나게 된다. 그나마 한 건물에 한 개이던 시절이 있었는데 지금은 한 건물에 두세 개씩 들어차 있다. 실로 무한 경쟁이다. 비단 한의원뿐만 아니라 어떤 업종이건 경쟁이 치열하다. 커피숍, 치킨집, 미용실 모두 난리다. 예전에 태어났어야 하는가. 이제는 한의사가 돈을 많이 벌지는 못해도 좁은 입안을 고개를 숙여 가며 집중해야 하는 치과 의사보다는 조금이나마 오래 일할 수 있다는 점에서 감사해야 할 것 같다.
"과연 몇 살까지 진료할 수 있을까?"

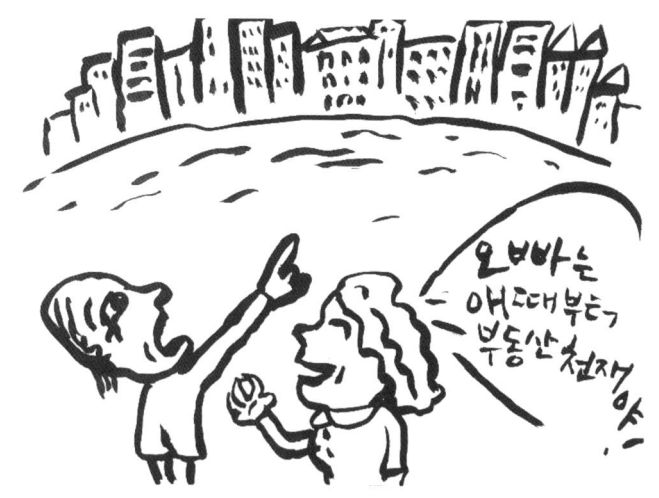

06
여기 안 나으면 위장병은 못 고쳐요

"수시로 배를 잡고 쪼그려 앉곤 해요." 예전 어느 미용사가 한의원에 방문하면서 한 말이다. 미용사도 여럿 있는 대형 미용실 직원이었는데 근무 특성상 휴식 시간이 따로 없고 식사도 손님 없는 시간에 짬짬이 한다고 말했다. 소화에 문제가 없는 사람도 불규칙한 식사로 위염이 생길 수 있는데, 이 미용사는 체형도 왜소하고 혈색이 돌지 않는 얼굴이었다. 대개 배달 음식을 시켜 먹는데 끝까지 다 먹은 적이 없다고 하였다. 미용사가 쪼그려 앉아 잡은 부위는 위가 있는 윗배가 아니라 소장 대장이 있는 배꼽 주변이었다.

오랫동안 소화가 안 되고 복부에 가스가 잘 차는 증상이 지속되면 의료 기관을 방문하게 된다. 아프면 아무 일도 할 수 없으니 말이다. 종일 배가 아프고 콕콕 쑤시면 어떤 일을 하든지(그것이 사무직이든 육체노동이든 간에) 집중할 수 없다.

처방은 제산제나 소화제 혹은 위장관 운동 조절제 등을 받을 수 있는데 이들 약물의 작용 목적은 위에 치중되어 있다.

하지만 위만큼이나 소장과 대장의 역할도 중요하다. 소장의 첫 부위가 십이지장인데 췌장에서 분비된 여러 소화 효소가 여기에 모인다. 위에서 부드럽게 넘어온 음식물에서 우리가 살아가는 데 필요한 영양을 흡수한다. 소장의 기능이 떨어지면 배꼽 주변이 뭉치고 아픈 증상이 나타나는데 배꼽 좌측을 만져 보면 단단하게 뭉쳐 있는 걸 알 수 있다. 뭉침이 심하면 복통이 나타난다.

소장은 심장과 둘 다 화火에 속하는 장기다. 심장의 화가 지나치면 가슴이 답답해지고 소장의 기능을 떨어뜨려 흡수 장애를 유발한다. 장기간 신경을 쓰면 살이 빠지는 이유다.

대장은 소장을 지난 노폐물에서 수분을 흡수한 후 대변으로 배출하는 장기다. 대장은 분해 흡수가 끝난 노폐물의 이동 통로 역할을 하는데 운동성이 떨어지고 몸의 진액이 부족하면 변비가 유발된다. 수분 흡수가 잘 안 되면 설사를 일으키는 것이다.

대장에 열이 지나치게 몰리면 변이 단단해지고 배변 시 항문이 뜨겁게 아프면서 출혈이 나타날 수 있다. 여기에 그치지 않고 치질을 유발할 수도 있다. 그래서 치질 치료의 첫 번째 과정이 변비를 해소하는 것이고 이 부위의 혈행을 개선하기 위해 좌욕을 추천한다.

07
생강차와 양배추즙의 활용법

"잘 나와?"

2002년 월드컵 때 일이다. 당시 병원선에서 근무하였는데 낮에는 육지에서 진료하고 밤에는 바다에 정박한 배에서 잤다. 수심이 얕거나 항만 시설이 열악한 섬은 항구에 정박할 수 없었다. 따라서 수심이 깊은 곳에 닻을 내려야 했다. 축구 경기는 저녁에 했으므로 배에서 시청했는데 당연히 TV 수신 환경이 좋지 않았다. 선장님께서는 배의 위치를 바꿔 가며 TV 화면이 잘 나오는지 물어보셨다. 당시 이탈리아전이었는데 후반에도 일 점 차로 끌려가고 있었다. 낮에 마을 주민들이 주신 신선한 삼치회를 과식했던 탓인지 갑자기 아랫배가 스르르 아프기 시작했다. 경기에 몰입할 시점에 하는 수 없이 화장실을 다녀왔는데 설기현 선수가 동점 골을 넣었고 연장엔 안정환 선수가 결승 골을 넣고 8강에 진출했다.

속 쓰릴 때 조금이나마 증상을 완화하기 위해 여러 방법을 동원하게 된다. 우유나 마즙, 알로에즙을 마시기도 한다. 그중에서 생강차와 양배추즙에 대해 비교하고자 한다. 생강은 따뜻한 성질을 가졌고, 양배추는 차가운 성질을 가졌다. 일반적인 소화 불량은 만성 위염에서 많이 나타나고 소화가 잘 안 되는 사람들은 속이 좀 찬 편이다. 그래서 속을 좀 따뜻하게 해 줄 필요가 있다. 이런 경우 **생강차**를 상시 복용하면 도움이 된다. 다만 자극성이 있어 생강 중량의 5배 정도의 물을 넣고 좀 묽게 끓이는 것이 좋다.

위궤양과 위산 과다 환자분들은 대개 소화가 잘 되는 편이다. 고기나 밀가루 음식도 금방 소화된다고 말한다. 단지 자다가 속 쓰릴 때 통증 때문에 잠을 설치다 보니 다음 날 피로하여 일할 때 집중력이 떨어지는 것이 문제다. 소화가 잘되고 분해가 잘되는 건 위 속에 열이 많다는 증거다. 이 열을 좀 다스릴 필요가 있다. 이럴 때는 **양배추즙**을 복용하는 것이 좋다.

소화 불량이 있는 만성 위염 환자가 양배추즙을 복용하면 속의 더부룩함을 더 경험할 수 있고, 위궤양과 위산 과다 환자가 생강차를 복용한다면 속 쓰림이 더 심해질 수 있다. 심한 위궤양이나 위산 과다 환자에게는 양배추즙이 효과가 없기도 하다. 이런 경우는 **갑오징어뼈**를 갈아 자기 전 한 숟갈 먹으면 도움이 된다. 다만 좀 비린 맛이 있어 비위가 약한 사람이라면 도움이 안 될 수도 있다.

08
심장 중요한 거 다 아시지요?

 사실 젊은 사람은 심장이 왜 중요한지 깨닫기 힘들다. 심장 발작으로 인한 돌연사도 대부분 40대 이상에서 증가하기 때문이다. 하지만 친구 부모님이 심장 발작으로 돌아가셨다는 소식을 들으면 심장에 관한 생각을 달리하게 된다. 뇌졸중은 발병 후 3시간이 황금 시간이다. 3시간 안에 조치하면 그나마 후유증을 줄일 수 있는 반면에 심장 발작은 즉각 대응이 필요하다. 우리가 평소 심폐 소생술을 익힐 필요가 있는 이유다. 다른 사람과 혹시 모를 나의 안전을 지키기 위해.

 한의대 졸업반인 본과 4학년 때의 일이다. 응급의학 수업이 시작되기 전 쉬는 시간이었다. 친하게 지내던 동기와 나란히 앉았는데 갑자기 내 손목에 자기 손가락을 올리더니 진맥을 보겠다는 것이다. 요즘 진맥 공부를 하나보다 생각하고 있는데 "맥박이 좀 불규칙한 거 같은데. 중간에 한 번씩 쉬는 맥이 느껴져."라고 하는 것이다. 그래서 다시 내가 진맥을 보니 정말로 한 번씩 쉬는 맥박이 느껴졌다. 필자도 건강 염려 성향이 있는 소음인인데다 살면서 심전도는 한 번도 측정해 본 적이 없어 가까운 내과에서 심전도 검사를 했는데 아무 이상이 없었다. 내과 의사는 그냥 지내다 맥박이 나아지는 기미가 없거나 자세히 알고 싶으면 큰 병원에서 심장 초음파 검사를 받아 보라고 하였으나 추가 검사를 받지는 않았다. 당시 커피를 자주 마셨던 것으로 기억한다. 지나친 카페인 섭취가 심장 리듬을 불규칙하게 만든 것이다. 이후로 커피를 한동안 마시지 않았더니 중간에 건너뛰는 맥박이 사라졌다.

심장이 두근거릴 때 좌측 가슴이 요동치는 걸 느낄 수 있다. 침대에서 좌측으로 누워 있거나 엎드려 있을 때 자신 심장의 박동이 전해지기도 한다. 심장은 살면서 한 번도 멈추지 않는다. 우리 생명 활동 특히 혈액 순환을 총괄하기 때문이다. 혈액 순환을 생각할 때 말초 혈관만을 떠올리기 쉬운데 정작 중요한 건 심장이다.

심장은 1/3은 가슴 중앙에 그리고 나머지 2/3는 좌측으로 치우친 구조다. 심장을 둘러싼 관상 동맥의 혈액 흐름이 줄어들어 심근 세포에 산소와 영양 공급이 줄어든 상황을 허혈이라 부른다. 허혈로 유발된 심장병에 나타나는 가슴 중앙의 묵직함과 답답함은 심장의 위치 자체가 좌측으로만 치우쳐 있지 않음을 보여 주는 증거다.

심장은 일정한 리듬으로 박동하는데 자율 신경이라 부르는 교감 신경과 부교감 신경에 의해 조절된다. 분노, 긴장, 흥분, 공포 등 인간 정서에 따라 자율 신경에 변화가 나타나고 심장이 빠르게 혹은 느리게 박동한다. 예를 들면 사람이 흥분 긴장하면 심장의 박동이 빨라지고 마음이 편하면 박동이 안정된다. 심장 박동을 안정시키면 마음도 편해질 수 있기에 한의학에서 심장은 인간의 정신을 주관한다고 말한다.

심장 질환은 심장의 해부학적 구조의 문제에서 유발되기도 하고 장기 자체엔 문제가 없어도 기능적인 이상으로 증상이 나타날 수 있다.

심장에 아무 이상이 없다면 어떤 격렬한 운동을 하더라도 특별한 증상이 나타나지 않으나 심장 질환이 조금이라도 있다면 가볍게 걷거나 뛰는 동안에도 증상이 나타난다. 만약 질환이 심각하다면 가만히 안정을 취하는 동안에도 증상이 나타날 수 있다.

심장 질환에 나타날 수 있는 증상으로는 가슴 통증, 호흡 곤란, 가슴 두근거림, 기침, 현기증과 실신, 피로감, 청색증, 부종 등이 있다.

가슴에 통증이 있으면 뻐근하거나 답답함과 무언가 들어찬 느낌 등으로 나타나는데 만약 협심증이라면 무거운 물체가 가슴 가운데를 누르는 느낌이 들 수 있고, 가슴 속이 쥐어짜는 듯한 느낌이 드는 것이 특징이다. 왼쪽 어깨 방향으로 뻗어 가는 통증이 나타날 수도 있다.

숨쉬기 힘든 증상은 불안증이나 공황 장애 환자에게도 흔히 나타나는 증상인데, 심장이 기능적으로 약한 경우가 많다. 때에 따라 누우면 숨쉬기가 힘들어 앉아서 상체를 앞으로 숙여야 숨쉬기가 편해지기도 한다.

가슴 두근거림은 심장 박동이 갑자기 빨라지면 느낄 수 있는데 그 중 매우 빠르면서 불규칙한 맥박을 보이는 경우를 심방세동이라 부른다. 심방세동은 혈전 생성으로 뇌혈관 질환을 유발하는 주요 원인이므로 평소 잘 관리해야 한다.

기침은 가래 없는 양상으로 나타나는 것이 일반적이고 현기증과 실신은 부정맥 환자 거의 모두가 겪는 증상이다. 현기증이 자주 나타나고 심장 박동이 너무 느리다면 실신할 수도 있다.

심장이 약하면 몸이 잘 붓는데 아무래도 체액이 정체되는 다리나 하복부가 붓는다.

09
맥박이 간혹 안 뛰어요

　B형 간염 보균자들을 진료하다 보면 뭔가 미지의 불안감을 가지고 있다. 30대 초반의 어떤 여성 환자는 평소 다니던 내과 의사에게 자신이 얼마나 더 살 수 있을지 물었다고 한다. B형 간염 보균 상태가 당장 생명을 위협할 만한 상황이 아니므로 질문 자체가 이치에 맞지 않으나 그 내과 의사는 50대 중후반이라고 말했던 모양이다. 물론 간염 간경화가 발병하여 심각한 상황에 이르면 그럴 수도 있을 것이나 낙심한 환자는 나중에 초연해졌다. 자포자기한 마음인지 술을 끊는다는 단호한 마음이 생겼는지는 알 수 없으나 관리만 잘하면 얼마든지 기대 수명을 살 수 있다는 말을 해 줬다.

　심장은 하루 24시간 그리고 평생 뛰어야 한다. 때로는 느리게 때로는 빠르게 말이다. 그리고 심장의 리듬은 규칙적이어야 한다.
　심장 리듬이 불규칙한 경우를 부정맥이라 한다. 부정맥에서 가장 흔하게 보이는 증상은 맥박이 뛰다가 한 번씩 거르는 것이다. 증상에 둔감하면 별다른 이상을 느끼지 못하는 경우가 많지만, 예민하신 경우에는 심장이 멈추고 숨이 잠깐 멎는 듯한 느낌을 받기도 한다. 심전도에 약간의 이상이 나타나거나 정상인 경우도 많다. 맥박이 한 번씩 건너뛰기 시작하면 10년 이상 이어지기도 한다.

부정맥 증상은 이외에도 여러 가지가 있다. 가슴이 너무 두근거리거나, 저혈압, 협심증, 피로감, 불안 등이 심하면 실신 등의 증상이 나타날 수 있다. 이 중 협심증은 가슴이 답답하거나 무거운 물체가 올려져 있는 기분 등을 느낄 수 있다. 부정맥 증상을 유발하는 원인으로는 갑자기 놀라는 상황과 같은 급격한 감정의 변화, 술과 담배, 커피를 지나치게 선호하는 경우, 과도한 운동 등이 있다. 추가로 자율 신경의 균형이 깨진 경우 아무런 이유 없이 부정맥이 나타나기도 한다.

심장이 순간적으로 매우 빠르고 불규칙하게 뛰는 심방세동도 부정맥의 하나다. 심방세동이 지속되면 혈액 순환이 잘 안되어 혈전을 유발할 수 있다. 이 혈전은 중풍의 치명적인 원인이 될 수 있다.

심장 박동이 한 번씩 쉬고, 가슴이 너무 두근거리게 되면 종국에 혈액 순환을 방해한다. 그러면 머리가 어지럽고 불안하고 어지럼증이 유발되는 과정이 순차적으로 나타난다. 이처럼 부정맥 증상들은 모두 연결되어 나타나는 특징이 있다.

부정맥이 있으면 심장 자체에 혈액을 공급하는 관상 동맥의 흐름이 나빠질 수 있는데 이는 말초 순환 저하로 이어져 팔다리 저림증과 두통, 현기증이 함께 나타날 수도 있다.

부정맥 증상이 좋아지려면 우선 심신을 안정시켜야 한다. 육체적으로 덜 힘들고 마음이 편해야 한다. 술, 담배, 커피 모두 절제할 필요가 있다. 위험한 순서로는 담배, 커피, 술이다. 운동도 자신의 체력에 맞게끔 적당히 해야 한다. 너무 덥거나 추울 때 과도한 운동은 심장에 부담을 줄 수밖에 없다. 한의학에서는 마음을 편하게 하려면 심장을 튼튼히 하는 약재로 온몸 구석구석 혈액이 충만히 공급함과 동시에 체력을 개선하고 피로감을 사라지게 만든다. 나중엔 심장 리듬이 안정되면서 정서적으로 안정을 찾게 된다.

10
화병과 부정맥

매운 음식을 먹으면 스트레스가 풀린다?

실내 포장마차에 가서 비닐장갑을 끼고 닭발을 먹는 사람들을 보라. 입으로는 불기운을 내뿜으며 단맛이 강한 음료로 입안을 헹군다. 벌게진 얼굴엔 땀방울이 송송 맺혀 있다. 스트레스를 받으면 기본적으로 몸에 화가 쌓이는데 매운맛은 땀을 배출시켜 뭉친 화를 발산하는 작용이 있다. 그러면 가슴과 얼굴에 몰린 열이 해소되어 스트레스로 유발된 화가 사라진다. 원래 매운 걸 안 좋아하던 사람이 언제부터인지 매운 카레를 즐겨 먹는다면 정신적 피로가 누적되어 있지 않나 생각해 볼 수 있다.

화병火病은 우리나라에만 있는 용어다. 사람이 오래전에 혹은 오랫동안 계속 스트레스를 받은 후 가슴에 뭔가 응어리가 찬 것처럼 답답한 것이 화병 증상이다. 화병이란 단어엔 '불 화火'자가 들어가 있다.

한의학에선 화병의 원인을 심장에 화가 많다고 본다. 그러면 작은 일에 잘 놀란다. 방에 가만있는데 누군가가 노크도 안 하고 불쑥 들어왔을 때 화들짝 놀라는 것처럼 말이다. 잘 놀라면 가슴이 두근거리게 되는데 심하면 특별히 놀랄 일도 없는데 심장이 빨리 뛰기도 한다. 이런 연유로 부정맥이 생기기도 하고 협심증이 생길 수도 있다. 심각한 경우엔 심근 경색이 나타날 수도 있다.

운동을 게을리하고 기름진 고기를 자주 섭취하게 되면 심장 질환을 일으킬 확률이 높아지고 옷을 얇게 입어 보온에 신경 쓰지 않으면 심장에 부담이 생긴다. 이럴 땐 위장도 약해져 소화 불량이 나타날 수 있다.

화병 증상이 계속되면 몸이 항상 무겁고 근육도 잘 뭉쳐 목덜미와 어깨가 항상 뻐근하게 되고 몸이 전반적으로 까라지는 느낌을 자주 받게 된다. 조금만 걸어도 숨이 차며 불안함은 가시지 않는다.

화병 증상과 부정맥이 나타나는 등 심장이 약한 상황을 치료하려면 가슴에 뭉친 응어리를 해소해야 한다. 이것을 한의학에선 담痰이라 부른다. 기혈 순환 부진으로 발생한 노폐물로 위장이 약한 경우 더 많이 생성된다.

담은 화를 유발하는 특징이 있다. 담이 많으면 가슴 두근거림이 많이 나타나게 된다. 담으로 유발된 화를 제거하는 것이 화병 치료법이다.

11

심장 스텐트 시술 후에도 협심증 증상이 지속?

공중 보건의 삼 년 중 일 년을 병원선을 타고 진료한 적이 있다. 섬을 돌아다니면서 진료를 했는데 섬이라고 모두 어업에 종사하는 건 아니고 마늘이나 기타 작물을 키우는 분도 상당히 많다. 뱃일은 대개 새벽부터 바다 안개를 헤치며 바다로 나간다. 어부들이 은근히 천식 환자가 많다. "언제부터 기침하셨어요?" "한 이십 년 됐나." 새벽부터 찬 바닷바람을 맞으니 폐가 손상을 입은 것이다. 젊더라도 날이 춥고 바람이 불면 옷을 따뜻하게 입고 다녀야 한다. 멋도 좋으나 건강이 중요하다.

협심증 진단을 받은 환자 중에 좁아진 심장 혈관에 대해 스텐트를 시술받는 경우가 있다. 1회로 끝나기도 하나 여러 개를 한 번에 시술하거나 일정 시간이 흐른 후 다른 부위에 시술받기도 한다.

심장 스텐트 시술 후 협심증 증상이 사라지도 하나 시술 후에도 여전히 가슴 통증이 나타나고 심장 두근거림이 나타나는 경우가 있다.

협심증으로 인한 가슴 통증은 주로 몸을 움직이면서 증상이 나타나는데 대개는 뛰거나 언덕길을 급하게 오르는 경우 증상이 촉발한다. 스텐트 시술하기 힘든 미세 혈관이 좁아진 경우나 시술 후에도 관상 동맥 순환이 좋지 않은 경우엔 500m만, 심하면 100m만 걸어도 가슴이 답답하고 뻐근하여 그 자리에서 멈추어 안정을 취하기도 한다. 협심증의 특성상 휴식을 취하면 증상이 줄어든다.

하지만 다시 움직이고 활발한 활동을 하다 보면 증상이 재발함으로 인해 불편을 느끼기도 한다. 물론 어쩌다 한번 가슴이 조이고 아픈 증상이 나타날 수도 있으나 일단 증상이 나타나는 것 자체가 심장이 어떻게 되는 게 아닐까? 하는 두려움에 휩싸일 수 있다. 심근 경색에 대한 두려움 말이다.

협심증으로 가슴 통증이 나타나고 심장 리듬이 불규칙한 부정맥이 함께 나타날 때도 있는데 심장 박동을 측정하면 아래 그림처럼 규칙성을 찾기 힘들 때가 많다. 느리다가 갑자기 빨라지는 맥박은 혈전 발생을 높이게 되는데 혈전이 다시 심장 혈관을 막는다면 추가 스텐트 시술이 필요하기도 하다.

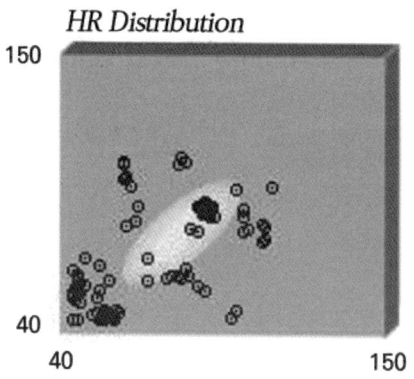

　가슴이 답답하고 두근거리는 경우 소화력이 예전에 비해 많이 떨어지는 경우도 많다. 협심증을 오래 앓은 후 역류성 식도염이 같이 생기거나 반대로 역류성 식도염이 오래된 이후 심장이 나빠지기도 한다. 아무래도 식도와 심장이 인접한 장기라서 서로의 활동성에 영향을 미친 결과로 볼 수 있다.

　협심증 증상은 소화가 더 안되고 몸이 찌뿌둥하고 무겁고 목 이물감이 있는 등 몸의 전반적인 컨디션이 떨어지면 심해지고 자주 발작하는 경향을 보인다. 그동안 별일 없다가도 몸 상태가 나쁘고 불편한 증상이 오래가면 심장 증상도 자주 나타나게 되는 것이다.

　협심증의 가슴 통증과 두근거림이 있는 경우 심장의 박출력이 떨어진 경우가 많은데 이는 관상 동맥 자체의 피 흐름을 좋지 못하게 하고 추가적인 통증을 유발하는 것이다.

12
전극 도자 절제술을 또 받으라는데

한의대에 다니면서 진맥을 익히는 건 쉽지 않다. 책을 통해서만 익히기란 더더군다나 어려운 일이다. 서로서로 진맥을 보면서 이건 이런 맥의 형태라고 공유하는 것이 전부인데 대부분 학생이 나이가 젊고 건강하니 병적인 상태를 나타내는 맥을 발견하기는 쉽지 않다. 따라서 연배가 있으면서 경험이 많은 한의사에게 개인적으로 배우는 것이 최선일 수 있었다. 한방 진단학이라는 과목에서 맥 진찰법을 배우기는 하지만 앞에서 열거한 이유로 수업 시간 안에서 진맥에 능통할 수 없다는 얘기다. 따라서 학교를 졸업하고 많은 임상 경험을 가져야만 진맥에 대한 감을 잡을 수 있다. 나 역시 진맥을 통해 올바른 정보를 얻는 데 상당한 시간이 필요했다. 따라서 한의원은 물론 어떤 의료기관이든 경험이 많은 의사를 찾아가야 한다.

전극 도자 절제술은 빈맥頻脈을 자주 겪는 분들에게 낯설지 않은 용어일 것이다. 빈맥은 맥박이 빠른 상태를 나타내는 말인데 일 분에 맥박이 100회 이상 박동하는 경우를 말한다.

맥박이 빠르면 가슴이 두근거리게 되는데 그러면서 맥박이 중간에 한 번씩 멈추는 증상이 동시에 나타나기도 한다. 순간적인 맥박이 매우 빨라지면서 규칙성을 보이기도 하고 그렇지 않을 수도 있다. 심장의 심방에서 전기적 신호에 문제가 생겨 빈맥이 발생하는 상황 중 맥박의 규칙성을 보이는 것을 심방 조동이라 부르고, 규칙성을 발견하기 힘든 경우를 심방세동이라 부른다.

아래의 그림은 심방세동이 나타나는 상황을 검사한 결과다. 맥박이 느리다가 빨라지는 증상이 반복적으로 나타나고 속도가 매우 불규칙하므로 어느 맥박이 원래 심장 박동인지 파악하기가 힘들다.

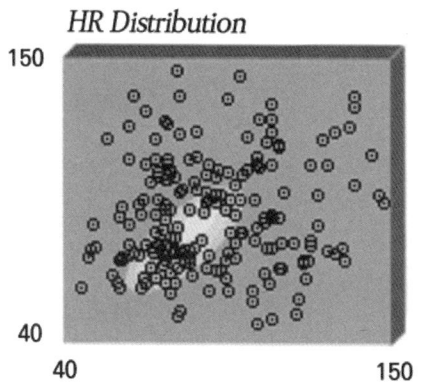

빈맥 특히 심방세동은 혈전의 과도한 생성의 부작용이 나타나게 된다. 혈전은 혈액 흐름을 방해하고 혈관 소통을 방해하는데 심각한 후

유증을 동반하기 쉬운 심근 경색과 뇌졸중의 발병률을 높이게 된다.

심방세동과 심방조동과 같은 빈맥을 진단받고 심장 박동이 수시로 자주 빨라지는 경우엔 베타 차단제와 같은 심장 박동을 느리게 만드는 약물을 복용하는 경우가 많고 심장 리듬의 불규칙성을 제어하기 위해 항부정맥제를 복용하기도 한다. 여기에 혈전 가능성을 낮추기 위해 항응고제를 하루 1~2회 복용하는 것이 일반적인 관리다.

약물로 잘 조절되지 않거나 약물 치료를 대신할 방법으로 전극 도자 절제술을 시행하는 것이다. 전극 도자를 심장에 위치시켜 전기 자극으로 부정맥을 유도하여 부정맥을 유발하는 위치를 확인한 후 그 부위에 대해 강한 에너지 자극으로 부정맥 유발 조직을 제거하는 방법이다. 부정맥 유발 위치를 확인하고 시술하므로 시술이 잘되면 다른 약물의 복용 없이 증상이 나타나지 않을 수 있다. 하지만 1회 시술로 끝나지 않고 여러 번의 시술을 받는 경우도 많다. 최초 시술로 부정맥 유발 부위를 제거했으나 주변의 다른 부위에서 새로운 원인 유발 인자가 나타나기도 하기 때문이다.

전극 도자 절제술을 꺼리는 경우도 많다. 마취와 그리 길지 않으나 입원에 대한 부담감 그리고 한 번에 해결되지 않는 가능성에 대한 부담 때문일 것이다. 그리고 재시술에 대한 부담 역시 떨치기 어려운 점이다.

심방세동, 심방조동과 같은 빈맥은 다른 부정맥과 마찬가지로 인체 컨디션의 영향을 많이 받게 되는데 정서적 긴장과 과로가 주요 원인이다. 과로하는 30대나 40대 이상에서 심장 질환자가 늘어나는 것과도 관련이 깊다 할 수 있다.

  전극 도자 절제술 이후에도 가슴이 답답하고 두근거리는 증상이 이어지는데 재시술 받을 정도는 아니거나 그에 대한 두려움이 있다면 일단 증상을 완화할 필요가 있다. 이는 심장의 기능적 강화를 통해 증상 개선이 나타날 수 있는데 전극 도자 절제술의 심장에 대한 구조적 해부학적 조치와는 구별이 된다.

  심장 리듬이 불규칙해지는 긴장과 불안을 줄이면서 심장의 박출량을 키워 너무 자주 박동하지 않아도 되는 상태를 만들면 증상 완화에 도움이 된다.

13
건강염려증도 병이다

"한의대에는 왜 지원했나요?"

면접하는 교수님이 물었다.

"평소 체질에 관심이 많았습니다. 제가 아는 분은 감기에 걸리면 꼭 사우나에서 땀을 흠뻑 흘린 후 개운하다고 하십니다. 감기가 다 나았다면서. 그래서 제가 감기에 걸렸을 때 사우나에서 땀을 흘려 보았는데 몸이 축 늘어져서 몸살이 더 심해지더군요."

면접관이 고개를 끄덕거리며 말했다.

"합격하시면 열심히 공부하세요."

왠지 좋은 느낌으로 면접장을 떠났는데 며칠 후 불합격 소식을 접하였다.

어느 날 꿈이긴 하지만 입시나 취업에서 면접을 잘 봐도 불합격하는 경우가 의외로 많을 것 같다.

건강에 관심을 가지고 몸에 나타나는 증상의 변화를 잘 관찰하는 것은 큰 병을 조기에 예방하는 데 좋은 습관이다. 치료자가 검사나 진찰을 통해 어떤 병에 걸렸는지 판단하기 전에 몸의 주인인 당사자가 문제를 확인하는 것이 더 빠른 건 사실이다. 하지만 여기서도 과유불급이 적용된다. 대개 건강에 대한 정보를 대부분 인터넷에서 얻을 것이다. 기존에 올라온 정보를 검색하기도 하고 지식 전문가라고 인터넷상에서 불리는 인물들에게 질문하기도 할 것이다. 하지만, 그들도 아무리 전문가라도 자세한 문진問診 과정을 거치지 않고선 정확한 답을 할 수 없으니 의학적으로 참조만 하라는 뉘앙스로 대답할 수밖에 없다. 하지만 이런 답을 자기에게 합리화하는 게 건강 염려증 환자의 특징이다.

자기 몸 어딘가 불편하고 이상이 있음을 인지하지만, 직접 병원에 찾아가는 걸 꺼리는 경우가 있다는 것이다. 그리고 자기가 모은 지식의 조각들을 맞춰 자신의 병명을 만들어 내고 스스로 그 병에 걸린 환자로 만들어 간다는 점이다. 건강 염려증이 있다고 처음부터 병원 방문을 꺼리고 인터넷에서 맴도는 것은 아니다. 어떤 증상이 나타난 초기엔 동네 가까운 병원을 방문한다. 여기서 큰 병이 아니다 혹은 잘 모르겠다는 말을 들으면 2차 병원 나중엔 3차 병원인 종합 병원까지 가게 된다. 큰 병원에서 그냥 집에 가라고 하지는 않을 것이고 여기까지 왔으니 검사를 통해 확인하고자 할 것이다. 검사에 문제가 있으면 특정 질병의 환자로 등록이 되겠지만 이상이 없다면 진료의는 귀가하라 할 것이다. 이때 잠깐 마음이 편해진다. 증상 생각도 사라지고 정말 다행이라고 생각한다. 하지만 병원 입구를 나선 지 얼마 되지 않아 새로운 증상에 대한 걱정이 늘어나기 시작한다. 그리고 검사 결과는 제대로 된 것이 맞을까 하는 의구심이 들기도 한다. 그래서 다른 종합병원을 방문하여 다시 검사받는다.

건강 염려증은 이렇게 행동하도록 뇌가 설계된 것이다. 강박증의 일종이다. 그렇게 하지 않고는 마음의 위안을 얻을 수 없는 상황에 빠진 것이다. 건강 염려증은 자신의 증상에 대한 확대 해석이 문제다. 생각이 너무 많은 것이 문제인데 생각이 너무 많아지면 위장병에 잘 걸린다. 이는 역류성 식도염 환자 중에 건강 염려증이 많은 이유이기도 하다.

14
도무지 화를 추스를 수 없다

대화를 나누다 흥분하여 자기 가슴을 치는 사람들을 가끔 본다. 상대와 말이 통하지 않는다고 생각해서 답답한 가슴을 세게 치는 것인데 바꿔 생각하면 그 상대의 가슴도 답답할 것이다. 그런데 가슴이 답답할 때 너무 세게는 말고 가볍게 치는 게 오히려 가만있는 사람보다 도움이 된다. 가만있는 사람은 가슴에 쌓여 나중에 화병이 될 수 있는데 치는 사람은 그 자리에서 어느 정도 풀었기 때문에 얼마 지나지 않아 먼저 웃으면서 아무 일도 없었던 듯이 행동한다.

살다 보면 화나지 않는 일이 없다. 뉴스를 보고 정치·사회면을 집중해서 보면 울분을 금하지 못할 사건도 많다. 개인이 타인과 직접 혹은 간접적으로 접촉하는 과정에서도 분노의 감정이 생길 수 있다. 분노가 일었을 때 목소리를 낮추면서 그 화를 누르려는 경우가 많지만, 순간적인 화를 참지 못하고 충동적인 폭발로 이어지기도 한다. 좋은 일이 있을 땐 누구나 착하고 좋은 사람이지만 좋지 않은 일이 있거나 개인적으로 감정이 상하는 일이 생겼을 때 노기怒氣를 명치 아래로 내리는 일이 얼마나 힘든 일인 것인가는 잘 알 것이다. 사소한 일에 분노를 제어하지 못하는 상황이 어쩌다 한 번씩 충동적으로 나타나는 것도 문제지만 이것이 만성화되어 생활 일부가 되어 간다면 친구는 물론 나를 마지막까지 이해하고 지지해 줄 가족까지도 멀어질 수밖에 없다. 사람이 종일 화를 내는 상태로는 살 수 없을 것이다. 화라는 감정은 인체의 기운을 순간적으로 모아 위로 상승시키기 때문이다. 화를 내면 얼굴에 압력이 차는 기분이 들고 붉어지는 이유가 바로 기가 위로 솟구쳐 오르기 때문이다.

분노 조절 장애의 원인은 뇌의 기능적 이상이나 과거 학대와 같은 정신적 피해나 사고 등으로 볼 수 있지만 정확하게 알 수는 없다. 다만 증상이 계속 이어지지 않도록 예방하는 것이 타인과의 관계는 물론 자신의 건강을 지키기 위해서도 중요하다.

분노란 화의 감정이므로 심장에 좋지 않은 영향을 준다. 심장이 안 좋아지면 부정맥과 불면증이 생기기 쉽고 위장 장애를 일으킬 수 있다. 위산 과다로 인한 속 쓰림이 반복해서 나타날 수 있는데 새벽에 나타난 증상은 순간의 고통은 물론 일상생활 전반에 걸쳐 무기력함을 유발할 수도 있다.

사소한 일에 화가 난다면 우선 눈을 한번 지그시 감고 숨을 크게 한번 들이마셨다가 천천히 내뱉고 타인에게 베푼 호의를 잊어 보길 바란다. 내가 이렇게 잘해 줬는데 상대가 즉각적으로 감사의 표시를 안

하고 다른 소리를 한다 해도 그냥 넘어가야 한다. 그러면 상대가 미안해하고 더 큰 감사로 화답할 것이기 때문이다.

화를 내고 나면 공허함에 휩싸인다. 일은 하나도 해결되지 않은 채 말이다. 화를 내었으니 당연히 기운이 빠진다. 그래서 어딘가에 그냥 눕고 싶은 생각만 든다. 이런 생활이 반복되면 당연히 기가 허해지고 일을 하려는데 몸이 안 따라 주어 또다시 화를 내는 일에 익숙해진다.

분노 조절 장애의 치료는 이미 기력이 소모된 상태이므로 기력을 보충하고 가슴에 몰린 화의 기운을 풀어 아래로 내려가게끔 만드는 방법을 사용하면 좋아진다. 손바닥을 가슴에 대고 명치 아래로 쓸어내리는 것을 여러 번 반복하고 깊게 호흡하면 마음이 편해질 것이다.

· 강한 심장 위장 마음 만들기 ·

2장

심장과 위장 강하게

01

오미자차
가슴이 두근거리고 답답할 때

"2시간마다 잠에서 깨 화장실에 가요."

취침하기 전엔 누구나 화장실에서 소변을 볼 것이다. 자다가 깨기 싫기 때문이다. 잠에서 깬 후 다시 잠이 드는 과정이 힘들면 아침에 일어나서 잠을 잔 것 같지 않고 다음 날 종일 피로할 것이다. 2시간마다 화장실을 간다면 충분한 수면을 이룰 수가 없다. 자기 전에 갈증이 난다면 소량의 물로 목 축이는 정도만 마시는 것이 좋고 중간에 소변 때문에 깨더라도 눈을 지그시 감고 소변을 본다면 잠에서 온전히 깨는 것을 막을 수 있다. 물론 화장실 조명은 너무 밝지 않은 전구 색을 사용하는 것이 좋다. 오미자차는 소변 문제 해결에도 도움이 된다.

심장이 약한 사람은 다음과 같은 특징이 있다. 잘 놀라고 겁이 많은 편이다. 그리고 얼굴이 쉽게 붉어진다. 붉어지는 이유는 얼굴로 열이 쉽게 상승하기 때문이다. 귓불도 쉽게 빨개지는 경향을 보이고, 달리기를 잠깐 하더라도 얼굴이 붉어진다. 심장이 부담을 느끼고 있다는 뜻이다. 이런 경우 절대로 무리한 운동을 하면 안 된다. 오래 뛰어야 하는 마라톤, 축구 등은 삼가야 하고, 천천히 걷거나 골프처럼 순간적으로 심장의 힘을 끌어내지 않는 운동이 좋다. 심장이 약한 경우 심장이 자주 두근거린다. 심장이 매우 빨리 뛴다고 느낄 수 있다. 그런데 맥박을 측정해 보면 1분에 90회 전후로 심각하게 빠르지 않을 수도 있다. 전반적으로 아래 그림과 같은 심장 박동 분포를 보인다.

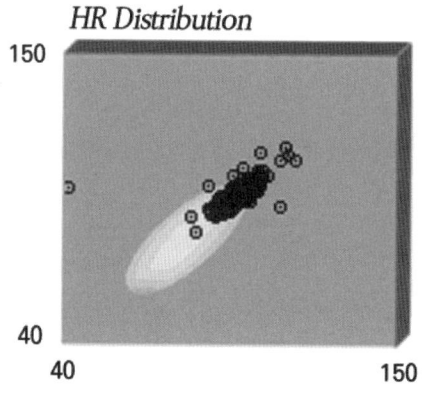

하지만 스스로 더 심하게 느끼는 경우가 많다. 심장 두근거림이 멈추지 않으면 갑자기 잘못되는 건 아닐까 하는 두려움으로 응급실에 가기도 하지만, 심장 자체의 구조적 문제가 없다며 수액 주사를 맞고 안정을 취한 후 집에 돌아오기 일쑤다. 그렇다고 심장 두근거림이 치료된 것은 아니다. 이런 경우 심장 두근거림의 원인은 전적으로 외부 상황으로부터 야기된 정신적 스트레스가 과도하게 쌓인 결과인 경우가 많다. 사업을 하면서 받는 스트레스, 직장 내 실적 압박에 대한 스트레스도 있고, 육아나 가사 업무, 시부모님과의 갈등으로 유발된 주부 스트레스, 학업이나 교우 관계에서 발생하는 학생들의 스트레스 등 이 모두가 심장을 두근거리게 하는 원인이다. 문제는 이런 원인이 단기간에 해결되지 않고 설령 해결되더라도 우리의 무의식에 잠재된 경우가 많다는 점이다. 그리고 심장이 빨라지면 우리 몸 구석구석 혈액 공급이 원활치 않아 체내 순환이 안 되므로 늘 피로할 수도 있다. 그리고 중장년이나 노년에서는 혈전을 유발할 확률이 높아진다. 혈전은 중풍과 협심증, 심근 경색과 같은 심장 질환을 유발하는 주된 원인이다. 그러니 수시로 걷기 운동하여 마음을 좀 편하게 유지하는 것이 좋고, 체력이 보강되어야 치료된다. 몸이 일단 건강하면 정신적인 문제도 어느 정도까지는 상쇄할 수 있기 때문이다.

쉽게 상처받는 사람들이 있다. 상처받은 마음을 다른 사람에게 쉽게 표출하지 못하는 경우가 많다. 그 순간에 더 강하게 대응할 수 있었어도 시간이 지나고 후회한다. 시간이 더 지나면 잘했다는 생각이 든다. 하지만 상처받을 당시 불안함이나 불쾌감이 때때로 올라온다. 이런 감정이 들 때 수시로 긴장하게 되고 심장의 박동이 빨라진다. 그러면 가슴 두근거림이 나타나는 것이다. 가슴 두근거림이 낮 동안에 나타나면 대화할 때 목소리가 떨리는 등 생활에 자신감이 떨어진다. 자신감이 떨어지면 공부든 업무든 잘 안된다. 미래에 대한 도전 의식 역시 약해지기 마련이다. 가슴 두근거림이 밤에 나타나면 잠이 잘 오지 않는다. 가슴 두근거림을 본인 스스로 자각할 때는 1분당 맥박수가 90회 이상일 때가 많다. 심장 박동수는 분당 60회에서 90회 사이가 좋다. 가슴 두근거림이 아주 심할 때는 100회 이상으로 뛰는데, 심하면 130회에서 180회에 이르기도 한다. 달리기를 한 것도 아닌데 말이다.

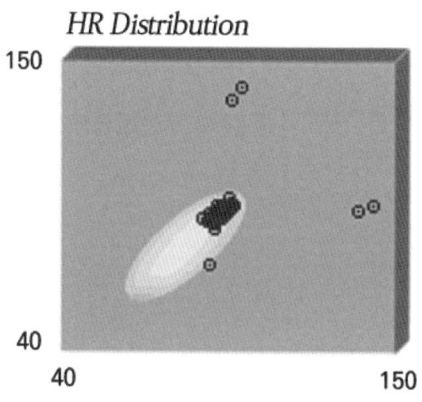

문제를 인식하고 심장 관련 검사를 받아도 특별한 이상이 없을 수 있다. 검사 시 증상이 나타나지 않으면 검사는 당연히 정상으로 나올 것이다. 심장의 박동이 계속 빠르면 베타 차단제와 같은 약물을 처방받아 심장 박동을 느리게 할 수는 있으나 전반적인 혈류량 부족을 일으켜 어지럼증이 나타날 수도 있다. 아주 심한 상황이 아니라면 자주 복용할 약물은 아니다.

심계항진心悸亢進이란 심장의 박동이 빠른 상태를 말한다. 갑자기 긴장하거나 놀랐을 때 가슴이 두근거리는 경우는 경한 증상이라 볼 수 있고, 아무런 이유 없이 가슴이 두근대고 답답하며 통증까지 나타나면 증상이 더 심한 경우라 볼 수 있다. 가슴 두근거림은 주로 심인성인 경우가 많고 여기에 육체적으로 피곤한 경우 증상이 심해지고 지속적인 양상으로 바뀌게 된다. 지속적인 두근거림은 부정맥으로 발전할 수 있고, 부정맥은 협심증이나 심근 경색, 뇌경색 등을 유발할 수도 있다.

잔잔하게 가슴이 계속 뛰면서 심장이 위치한 왼쪽 가슴 부근이 바닥에 닿을 때 바닥의 이불 등을 통해 두근거림이 느껴지기도 한다면 몸의 진액이 부족한 상황으로 볼 수 있다. 진액이 부족해지는 건 이유 없이 땀을 많이 흘리는 경우 그리고 갱년기 증후군에서 흔히 볼 수 있다. 그리고 식사 후 속이 더부룩하고 명치와 상복부가 자주 답답하면서 소화가 안되는 경우 가슴이 뻐근하면서 두근거림이 나타날 수도 있다. 상황에 따라 원인이 다르므로 이를 정확히 파악하여 치료받으면 가슴 두근거림이 많이 좋아지게 된다.

가슴 두근거림은 당장은 아니어도 부정맥으로 발전할 확률이 매우 높다. 가슴이 답답하면서 숨이 잘 안 쉬어지는 것 같은 공황 장애 증상도 함께 나타날 수 있다. 운동이나 명상 등을 통해 마음을 안정시키는 것도 도움이 되지만 체력 저하를 동반한 경우엔 이를 보강해야만 한다. 특히 여름철에 기운이 떨어지면서 가슴이 자주 두근거린다면 **오미자차**를 먹으면 좋다.

오미자는 성질이 따뜻하고 진액을 보강하고 가슴의 번열과 갈증을 해소하고 심폐 순환을 촉진하여 숨이 잘 차는 증상을 해소하고 기침을 멈추고 위장의 정체를 해소하고 몸이 자주 부을 때 좋다.

참고로 심장에 도움이 되는 습관을 소개하면 다음과 같다. 담백하고 영양이 풍부한 음식이 좋다. 술, 담배, 커피는 심장에 자극을 주고 맵고 자극적인 음식도 좋지 않다. 운동은 가벼운 운동이 좋으며 심한 운동은 오히려 역효과가 날 수 있다. 심장이 좋지 않은데, 마라톤이나 축구는 하지 않는 게 좋다.

02

소상小商혈, 음릉천陰陵泉혈 그리고 도라지차
목 이물감에 딸꾹질도 자주 나타난다면

"배에 풍선이 들어찬 기분이에요."

늘 소화가 안 되고 윗배가 더부룩함을 호소하는 환자의 말이다. 배에 풍선이 들어간 느낌이 오래되면 숨쉬기가 힘들어진다. 몇 계단만 올라가도 숨이 찬다. 손등에서 엄지와 검지 중간 지점을 지압봉으로 (없으면 젓가락이나 볼펜 뚜껑이라도 써서) 자주 눌러 주면 좋은데 합곡이라는 혈 자리다. 과거 체한 선배를 그 자리에서 낫게 해 준 자리이다.

역류성 식도염은 '위 식도 역류 질환'이라고 부른다. 위에 있는 내용물이 식도로 역류하는데 위 내용물은 위산과 분해가 덜 된 채 위 속에 남아 있는 음식물 찌꺼기를 모두 포함한 것이다. 이러한 위 내용물이 식도 위주로 증상을 유발하는 것을 위 식도 역류 질환이라고 한다. 위 내용물이 인두와 후두까지 올라와 증상을 유발하면 인후두 역류 질환이라고 부른다. 역류성 식도염 진단을 받고 찾아온 환자들을 만나 보면 이비인후과에서 진단받은 분들이 많은데 기침, 목이 잘 쉼, 목 이물감, 가래 등의 증상이 잘 낫지 않아 진찰받던 중 역류성 식도염이라 진단받은 경우다.

인후두 역류 질환과 위 식도 역류 질환은 특징적인 증상 면에서 차이를 보인다. 가슴쓰림이 대표적이다. 가슴쓰림은 위 식도 역류 질환에서는 아주 빈번하게 나타나지만 인후두 역류 질환에서는 덜 나타난다. 인후두 역류 질환의 증상은 목 이물감이 가장 대표적이며 목에 쉽게 제거되지 않는 뭔가 걸린 느낌을 말한다. 그리고 호흡 상피 조직에 점액의 정체가 나타나는데 원래 점액은 외부 이물질을 제거하기 위해 분비되는 방어 인자이지만 환자들은 목의 불편감을 해소하기 위해 '컥컥' 혹은 '킁킁' 등의 소리를 내며 목을 깨끗이 하려는 동작을 반복하게 된다. 이는 가래를 억지로 배출하려는 동작이다. 이런 행위는 일시적으로 시원한 느낌을 주지만 점액을 더 많이 생기게 하는 문제를 유발한다. 원인 해결이 아니란 이야기다. 기침 그리고 끊이지 않는 천식 증상도 나타나기 쉽고 목소리가 잘 잠기고 얇아지는 문제가 나타나기도 한다. 콧물은 코에서 입으로 넘기는 후비루가 늘어나고 목이 아프고 음식물을 삼키기 힘든 연하 곤란을 유발하고, 환자에 따라 다르나 귀가 아프거나 이명증이 동반되기도 한다.

음식물이 목으로 잘 넘어가지 않고 붓고 걸린 느낌이 있다면 소상小商혈을 지압하기 바란다. 엄지손톱의 뿌리와 내 측면의 연장선이 만나는 지점이다.

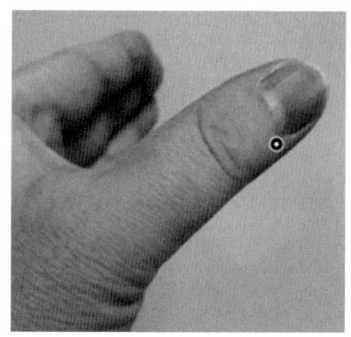

소상혈

음식이 잘 내려가지 않고 속이 그득하고 답답하면 딸꾹질을 자주 하게 된다. 딸꾹질을 신속하게 멈추는 법을 소개하겠다. **음릉천**陰陵泉 **혈**을 지압하면 되는데 무릎 안쪽에서 정강뼈 안쪽의 오목한 지점을 말한다. 여기를 누르면 굉장히 아프다. 매운 음식을 먹거나 갑자기 딸 꾹질이 나와 안 멈추는 경우 여기를 꾹 누르면 외마디 비명을 지르고 오래지 않아 딸꾹질이 멈출 것이다.

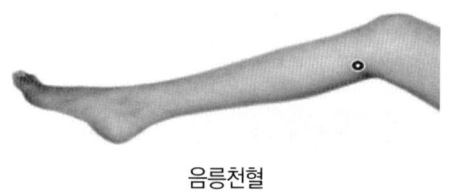

음릉천혈

위 운동을 개선하여 위 식도 역류의 원인을 먼저 해결하는 데는 **도 라지차**를 끓여 먹으면 좋다. 도라지는 쓰고 매운맛을 가지고 있고 머리, 눈, 코, 인후부에 몰린 열을 내리고 경련을 멈추며 피부 농양을 제거하는 작용이 있다. 갈증을 없애고 음식이 잘 넘어가지 않고 목이 메어 있고 딸꾹질하는 증상을 해소한다. 목 이물감과 더불어 가래가 자주 끼고 인후통이 생길 때도 도움이 되는데 잦은 기침으로 가슴이 아프고 옆구리가 결릴 때도 먹으면 좋다. 목 안에 충만감이 심해지면 목구멍이 막힌 기분이 들기도 하고 물을 제외하고는 음식물이 잘 넘어가지 않는 느낌이 들면서 가슴이 뻐근하고 답답하고 목소리가 잘 쉬기도 한다. 이때에도 도라지차가 도움이 될 것이다.

비방을 배우기 위해

한의대 재학 시절 대학원 본초학 교실을 자주 드나들었다. 본초학이란 질병 치료에 효과가 있는 한약재를 연구하는 학문이다. 약초의 품종, 학명은 물론 유효한 성분까지 연구한다. 내가 한의대에 들어가기 전에 타 대학에서 화학을 전공하였기 때문인지 본과생 때부터 틈나는 대로 대학원 일을 도왔다. 시간적 여유가 있는 방학 때엔 홍삼처럼 한약재를 찌고 말려 특정 유효 성분의 함량 변화를 고성능 크로마토그래피(HPLC)라는 장비를 이용해 분석하기도 했다. 당시 대학원 선배의 학위 논문 중 일부를 도운 것인데 선배는 그 대가로 학교생활 이외의 즐거움을 선사했다. 수많은 전공과목 수업이 끝나면 도서관이나 집으로 가는 쳇바퀴 같은 인생에서 벗어나게 해 줬다. 대학원 조교 선배를 통해 이미 사회에 진출한 선배·동기들을 함께 만난 것이다. 돈 없는 학창 시절엔 누군가 돼지갈비나 삼겹살만 사 줘도 고마워하지 않던가. 한의사들이 우리나라 전통 의학을 연구하고 진료에 활용해서 그런지 양의사와는 또 다른 면이 있다. 외모나 꾸밈에 있어 덜 세련된 뭔가가 있다(요즘엔 좀 다른 것 같기도 하다.). 학교 다닐 때도 전통 한복을 입고 학교 다니는 학생은 한의대 학관 근처에만 있었다. 교정에 똑같이 비치는 햇볕에도 불구하고 한의대 학관 근처는 왠지 더 스산했다. 선배와 친구들과의 술자리의 주제는 주로 한의학이었다. 별다른 재미있는 얘기는 별로 안 해 본 것 같다. 학생 신분으로 교과서를 벗어난 실제 진료 얘기는 흥미진진했다. 이것이 바로 살아 있는 한의학이리라.

"한의사들은 술 좀 취하면 자기 치료한 자랑만 늘어놔."

조교 선배는 술 마시다 화장실에서 나란히 소변을 보며 이렇게 말했다. 술자리를 자주 가다 보니 주량이 소주 두 병 이상으로 늘어났다. 어떤 날은 술을 마시고 집에 오는데(본과 3학년 때는 학교 앞에서 자취방을 얻었는데 경희의료원 장례식장 앞에 있는 가정집이었다. 날마다 새벽 6시만 되면 곡소리가 났다.) 술을 전혀 마시지 않는 기분이 들기도 했다. 술을 마시던 와중에도 선배들이 자랑삼아 말씀하시던 실전 한의학 지식을 머릿속에서 곱씹었다. 그리고 집에 도착하자마자 수첩에 내용을 적었다. 일종의 비방祕方 수첩이었다. 요즘은 자주 꺼내 보지 않는다. 사람마다 진료 스타일이 다르고 자신이 잘 고치는 분야가 각기 존재한다는 사실을 개업한 이후에야 깨달았기 때문이다. 지금은 나 자신의 처방을 만들어 활용하고 있다. 하지만 교과서에는 나오지 않는 특정 경혈 자리의 효능과 침법은 아직도 내 머릿속에 저장하고 필요할 때마다 꺼내 쓰고 있다.

하루는 대학원 조교 선배와 함께 어떤 개원의를 만나러 갔다. 이분은 한의원도 여러 군데 하시고(지금은 법적으로 한의사 한 명당 한 개의 한의원만 개설할 수 있다.) 기존 만났던 분들에 비해 호탕해 보였다. 고기 품질에 자신 있는지 상추나 깻잎도 없고 오로지 무말랭이와 소금만 나오는 가게에서 한우를 먹고 근처 카페에 맥주를 마시러 갔다. 호탕한 선배와 함께 맥주에 포도주를 섞어 여러 잔 마시다 보니 알딸딸했다. 술을 더 마셨다간 선배의 소중한 말씀을 지나칠 것만 같아 나중엔 맥주만 마셨다. 차가운 맥주를 들이켜다 갑자기 딸꾹질이 났다. 평소 횡격막이 약한 나는 매운 음식이나 차가운 맥주를 마시면 딸꾹질이 잘 나는 편이다. 지금도 청양고추를 생으로 먹는 것이 부담된다. 딸꾹질을 계속한 나를 보다 못한 부유한 선배는 엄지로 무릎 안쪽 관절 아래에 움푹 들어간 지점(음릉천 자리)을 사정없이 눌렀다. 너무 아파 외마디 비명을 지르다 어느 순간 딸꾹질이 멈췄다. 이 방법은 이후로도 여럿이 모인 자리에서 딸꾹질로 난처해진 사람을 보면 유용하게 쓰고 있다.

03
참깨가루죽
말하다 보면 사람들이 자꾸 뒤로 물러나요?

　담석증은 술을 마시지 않는 사람에게도 잘 나타난다. 사람들과의 관계 속에서 스트레스를 자주 받고(가족과 주변 사람들의 기대에 부응해야 한다는 압박감) 정해진 시간 안에 해야 할 일이 많은 경우에도 잘 나타난다.
　'담대하라.'
　'담대'를 한자로 표기하면 膽大이다. 담낭을 크게 키우란 말은 작은 일에 얽매이지 말고 큰 틀 안에서 생각하라는 얘기다. 담이 커진다면 큰 만큼 소통도 잘 될 것이다. 정신적 이완으로 자율 신경이 안정되면 담즙의 원활한 배출을 이룰 것이고 담석 형성을 예방할 수 있다.

　속이 좋지 않으면 입에서 냄새가 나는 구취증으로 생활이 불편하다. 입 냄새를 줄여 보려고 양치질을 자주 해 보아도 잠깐일 뿐이다. 입 냄새가 나면 주변 사람들이 특별히 내색을 안 하지만 사람에 따라

조용히 자기 손을 코에 대는 경우가 있다. 입 냄새는 잇몸이나 구강 질환이 원인이 될 수도 있겠지만 주로 위에 열이 많아 유발된다. 위에 열이 있음은 위 속에 음식물이 분해가 덜된 채로 오래 머무른다는 뜻이다.

평소 소화가 잘 안되거나 구취가 있으면 목에서 아주 작은 알갱이가 올라온 경험이 있을 것이다. 이 알갱이는 원통형 과립처럼 생겼고 노란색 혹은 흰색이다. 딱딱하지는 않고 손가락으로 잘 문질러진다. 그런데 문지르면 냄새가 아주 고약하다. 이 냄새를 맡으면 기분이 좋아지는 사람을 본 적이 있는데 사람이 불쾌한 자극을 받으면 부교감 신경이 활성화되므로 이런 기분을 느낄 수도 있다. 어찌 되었건 이 알갱이는 편도 결석이나 역류성 식도염의 잔재라 볼 수 있다. 편도 결석의 경우 알갱이는 좀 큰 편이고 편도에 음식물의 찌꺼기가 끼어 유발된다. 역류성 식도염의 경우 위산만 올라온다기보다는 위산과 섞인 음식물이 같이 올라오는 일이 많고 이것이 식도나 후두가 건조한 환경에서 미세하게 굳어진 형태를 만들 수 있다. 이 또한 구취의 원인이다. 편도 결석의 경우 구강 청결에 신경을 쓰면 예방할 수 있다.

기능성 소화 불량증에 구내염이 동반되기도 한다. 입술에 먼저 염증이 생긴 후 혀나 입안까지 퍼져 나가기도 하고 입안에만 염증이 생기기도 하면서 재발하면 만성 구내염이 되는 것이다. 전적으로 면역력이 떨어진 경우인데 신경을 많이 쓰고 과로하는 게 주된 이유이다. 입 냄새와 구내염은 소화력과 면역력이 개선되면 좋아질 수 있는데 이때 **참깨가루죽**을 먹는 것도 좋다. 흰죽에 볶은 참깨가루를 듬뿍 뿌려 먹으면 된다. 참깨는 달고 약간 차가운 성질이 있는데 볶으면 성질이 더워진다. 혈액 순환을 촉진하고 위장의 운동을 원활하게 하고 피부를 윤택하게 하여 부스럼을 치료하고 모발이 빠지는 증상을 완화한다.

04
뽕잎차
말만 들어도 무서운 혈전

'루틴(rutin) 성분을 활용한 안전한 다이어트'

매년 반복되는 일이지만 겨울이 지나고 날이 따뜻해지기 시작하면 그동안 불어난 체중을 줄이기 위한 고투가 시작된다. 손쉽게 빼기 위해 식욕 억제 성분을 과도하게 섭취한 후 우울증과 자살 충동을 유발하거나 가슴이 두근거리고 소변이 잘 나오지 않는 반응이 나타나면 다이어트를 지속하기 힘들다. 이럴 때 섭취하면 좋은 성분이 루틴이다. 루틴은 뽕잎에 다량 함유되어 있으므로 차로 끓여 상시 복용해도 좋다.

혈전 예방엔 **뽕잎차**를 수시로 마시면 좋다. 뽕잎엔 루틴 성분이 풍부하여 혈액 내 흔히 나쁜 콜레스테롤로 알려진 저밀도 콜레스테롤 수치를 낮추고 몸 안의 노폐물을 제거하여 앞서 얘기한 대로 체중 조절에 도움을 준다.

혈전은 혈액 속 응고된 덩어리를 뜻한다. 혈액 속 노폐물이 많아지거나 부정맥으로 혈류의 흐름이 불규칙한 경우엔 혈전이 유발되기 쉽다.

뇌혈관에 혈전이 유발된다면 해당 뇌 부위의 작용에 장애가 발생하여 말이 어눌해지거나 팔다리에 힘이 빠지거나 마비감이 나타날 수 있다. 조금만 걸어도 다리가 아파 걷기 힘든 증상도 혈전의 증상이다.

혈전은 한의학에서는 어혈瘀血이라는 용어로 치환할 수 있다. 어혈은 돌아다니는 특성을 가진 담음(痰飮, 인체의 순환이 안 되고 소화력이 떨어지면 생기는 노폐물)과는 달리 국소적이며 고정적인 특징을 가지고 있다. 따라서 어혈이 발생한 해당 부위에 순환이 떨어져 나타나는 통증, 저림증 기타 감각 이상이 나타날 수 있다는 점에서 어혈은 혈전과 유사한 성질을 지닌다.

혈전을 예방하려면 평소 어혈이 잘 생기지 않는 생활 및 식습관을 가지면 좋다. 과도하게 섭취하면 혈액 속 노폐물이 되어 나중에 점도를 높일 수 있는 건 아무래도 기름진 음식일 것이다. 육류는 굽기보다는 삶은 수육, 보쌈, 고깃국의 형태로 섭취하면 좋다.

당이 많이 함유된 음식 역시 절제할 필요가 있다. 이는 당뇨 예방과도 관련이 있는데, 당뇨 환자가 당뇨병을 앓은 기간이 길어지면(혈당이 높은 상태가 오래 유지되면) 얻게 되는 합병증들이 대부분 순환 장애와 관련이 많다. 신경학적 혹은 혈액 순환 장애로 염증이 자주 발생하고 심하면 세포 괴사로 이어지는 것이다. 단 걸 많이 먹어도 충분한 양의 인슐린이 이를 해결한다면 상관이 없지만 분비된 인슐린이 감당할 수준이 아니라면 그대로 혈전이 될 수 있다. 식사 때마다 신선한 채소 섭취를 생활화하고 평소 가까운 거리는 걷는 것이 좋다.

05
산사나무열매차
소화가 잘되면 가슴도 편해져

"당분간 콩을 드시지 마세요."

위장 질환을 치료받으러 오는 환자에게 흔히 건네는 말이다. 육고기를 좋아하지 않는 사람이 단백질 섭취를 위해 콩을 즐겨 먹고 한국인들은 된장, 청국장을 좋아하는 편이므로 이런 말을 하면 의아해한다. 하지만 콩은 위장 운동이 떨어진 사람에게 아랫배 팽만감을 유발할 수 있다. 하복부 팽만이 심해지면 상복부의 팽만으로 이어지고 전반적인 소화 불량이 오래가게 된다.

역류성 식도염 환자에겐 가슴이 조이는 느낌이 있거나 답답한 증상이 나타날 수 있다. 내시경으로 역류성 식도염 진단을 받은 후 혹은 그전부터 가슴이 아프거나 답답한 경우다. 가슴 통증이나 불편감이 있으면 상식적으로 심장에 이상이 있는 건 아닌지 생각해 보게 된다. 협심증이나 심근 경색과 같은 관상 동맥 질환을 역류성 식도염으로 오인하게 되면 응급 상황이 나타났을 때 부실한 대응으로 말미암아 생명에 위해를 줄 수 있기 때문이다. 가슴 통증이나 답답함이 있다면 우선 심전도나 심장 초음파 검진을 받아야 하며 검사 후 심장에 특별한 이상이 없다면 마음을 편하게 먹고 역류성 식도염에만 집중하여 치료받으면 된다.

일반적으로 가슴 답답한 증상은 3가지 측면에서 바라볼 수 있다. 부정맥, 협심증 등 심장 질환, 역류성 식도염 그리고 공황 장애다. 이 3가지 질환이 단독적으로 가슴 답답함을 유발하기도 하고 복합적인 원인이 되기도 한다. 역류성 식도염으로 유발되는 가슴 답답함은 삶의 질을 떨어뜨린다. 치료에 있어 기존의 제산제와 더불어 항우울제 같은 신경 정신과 약물을 같이 처방받기도 한다. 이는 바로 역류성 식도염의 가슴 답답함의 원인이 정신적 스트레스에 기인한다는 사실을 말해 주는 근거다. 정신적 스트레스는 불안, 우울 등의 감정과 연관이 크고 이는 식도 운동성을 떨어뜨리는 주요 인자다. 스트레스는 우리 몸에서 '화'의 양상으로 나타나는데, 치료에 있어 화를 차가운 성질로 누르는 게 능사는 아니다. 차가운 성질의 약재를 과용하면 인체의 활력이 떨어질 수 있기 때문이다. 몸에 흐르는 기를 조화롭게 만들어 정신을 안정시켜야 한다.

원인이 무엇이든지 가슴 답답함은 소화가 안 될 때 심해질 수 있다. 소화가 안 되면 분해가 덜된 음식물이 위에 머무르는 시간이 길어져 위가 팽만하게 된다. 보통 사람들은 가만히 누워 있으면 윗배가 아래로 쑥 들어가지만 위가 팽창된 사람은 누웠을 때 명치 부근이 단단하면서 솟은 경우가 있다. 이런 분들은 '배에 풍선이 들어가 있는 것 같다'고 표현하기도 한다. 팽창된 위는 횡격막을 압박할 수 있다. 그러면 가슴이 답답해지고 숨쉬기가 불편해지기도 한다. 특히 계단을 조금만 올라도 숨이 찬다. 상복부가 부어 있는 느낌은 음식물 적체인 식적食積으로 볼 수 있다. 체기가 오래되면 단단한 덩어리처럼 느껴지기도 한데 담과 어혈瘀血이 동시에 쌓인 상황이다. 육류나 밀가루 음식에 대한 부담이 클 때 이런 증상이 나타나기 쉬운데 이럴 때 **산사나무열매차**를 마시면 좋다. 산사나무열매는 신맛이 강하고 따뜻한 성질을 가지고 있는데 고기 먹고 체했거나 명치가 단단하고 답답한 경우 특히 좋다.

공황 장애 역시 가슴 답답함의 주된 원인이다. 심한 경우 가슴이 답답하면서 숨을 잘 못 쉬고 식은땀이 나고 가슴이 심하게 두근거리면서 죽을 것 같다는 느낌을 받게 된다. 증상이 발작적으로 심하게 나타나면 일정 기간 입원 치료를 받기도 한다. 하지만 미리 걱정하실 필요는 없다. 그런 경우는 많지 않기 때문이다.

공황 장애는 장기간 인생과 함께하는 질환이다. 어느 날 갑자기 사라지는 질병이 아니고, 1년 중 일정 기간 심하게 나타났다가 약해진 후 어느 날 다시 심해지는 경향을 보인다. 공황 발작이 나타나는 빈도가 줄어들면 병이 호전되어 간다고 평가할 수 있다. 공황 장애와 역류성 식도염 모두 있으면 가슴 답답함의 증상이 더 자주 나타나는 경향을 보인다. 역류성 식도염 역시 만성 질환으로 단기간에 치료되기 어렵고 짧은 기간에 잘 낫지 않아 유발되는 정신적 스트레스가 공황 장애를 유발하거나 증상을 더 심하게 만들 수 있다. 어떤 병이든 발병 초기에 사람들에게 유발되는 감정은 불안이다. 갑자기 허리를 삐끗하여 거동이 어려웠던 경험을 떠올려 보면 자신이 생각한 움직임대로 몸이 움직여야 하는데 그렇지 못하다. 이때 느끼는 감정이 불안이다. 병이 빨리 낫지 않고 오래가면 불안에서 점점 우울이라는 감정으로 변하게 된다. 여기서 더 발전하여 공황 장애가 되기도 한다. 평소 성격이 예민하고 직장 관련 스트레스가 많은 분이 이런 모습을 보인다.

종합하면, 가슴 답답함은 정신적 스트레스를 잘 관리해야 호전되는 경우가 많으므로 치료는 심장을 튼튼히 하고 마음을 안정시켜야 한다. 심장의 심은 한자로 '마음 심心'을 사용한다. 한의학에서 '심'이라는 장기는 단순히 해부학적인 심장만을 뜻하지 않는다. 심은 오장육부의 군주라 일컫는다. 인체의 정상적인 활동을 위해 요체가 되는 장기라는 뜻이며 정신 신경학적인 부분 또한 주관하는 장기가 바로 심이다. 따라서 심장을 튼튼히 함은 마음을 강하게 하는 것이고, 위장 질환의 치료에 심장은 매우 중요하다. 평안한 심장 상태는 아래 그림처럼 박동이 안정된 경우이다.

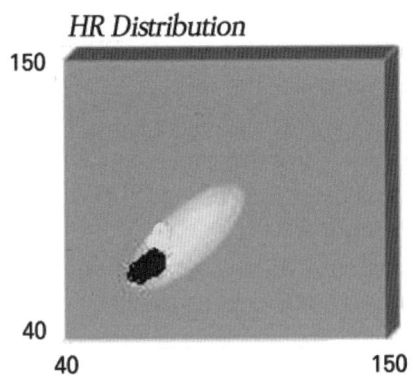

06

중괴中魁혈
속 쓰림은 낮과 밤이 달라요

"저는 인삼, 녹용이 몸에 맞지 않아요."

진료하다 보면 이런 말을 하는 환자들이 있다. 인삼이 몸에 맞지 않는 경우는 가슴에 열이 많이 몰린 경우인데 녹용이 맞지 않는 경우는 흔하지 않다. 간혹 녹용이 들어간 한약을 먹고 설사하는 경우가 있으나 이마저도 녹용 때문인지는 확실하지 않다. 인삼과 녹용 모두 열이 많은 약재인 건 분명하지만 약의 목적지가 다르다. 인삼은 가슴으로 녹용은 하복부 단전 부위로 간다. 사람들이 힘든 건 주로 상체 열 때문인데 인삼은 상체 열을 가중하므로 인삼이 맞지 않는 사람은 가슴이 답답하고 두근거리고 혈압이 올라가는 증상을 경험하므로 인삼을 꺼리는 것이다.

속이 쓰려서 윗배가 아픈 증상을 속 쓰림 혹은 위통이라고 부른다. 속 쓰림 증상이 낮에 생기기도 하고, 밤에 나타나기도 하는데 속 쓰림의 낮과 밤의 차이는 원인이 다르므로 치료도 달라야 한다. 낮에 속 쓰림이 유발되는 경우 평소 위산 부족인 경우가 많다. 평소 육류나 밀가루 음식 분해가 더디고, 위의 바닥이나 출구 부위에서 음식물이 정체되는데 이때 위산이 몰아서 나오는 일이 벌어지므로, 식사 후 위통과 속 쓰림 증상이 나타나는 것이다. 밤에 속 쓰림이 나타나는 경우는 위산 과다에 해당한다. 위산 과다라면 평소 소화에 대한 부담이 전혀 없다. 위산 분비를 촉진하는 음식 가령, 육류나 과일을 많이 섭취하면 속 쓰림 증상이 낮에도 나타난다. 낮에 유발되는 속 쓰림은 역류성 식도염이나 만성 위염인 경우가 많고, 밤에 유발되는 속 쓰림은 위산 과다나 위궤양인 경우가 많으므로 증상에 따라 다른 치료 방법을 택해야 속 쓰림 증상을 해결할 수 있다. 간혹 소화 불량 환자가 저녁 식사를 너무 이른 시간에 한 경우 새벽에 속이 쓰린 증상이 나타나기도 한다. 이럴 땐 저녁 식사 시간을 조금 늦추면 해결된다.

위산은 펩신이라는 소화 효소를 위주로 단백질을 분해한다. 일차적으로 입속에서 씹는 작용을 통해 분해된 음식물은 위로 들어가 위산의 작용으로 인해 죽의 형태로 바뀌게 된다. 이것이 십이지장으로 넘어가 췌장에서 분비된 각종 소화 효소들의 작용을 통해 탄수화물, 지방, 단백질의 분해와 영양 흡수가 이루어진다. 속 쓰림, 위통, 가슴이 화끈거리고 아픈 증상을 유발하는 이유는 위산이 과도하게 분비되거나 위산이 역류하기 때문이다. 위산이 과도하게 분비되는 경우는 음식물의 분해가 느려 위의 출구 부위인 유문부에 적체되거나 혹은 음식을 과도하게 섭취한 경우다. 위산 과다에 대한 동물 실험을 예로 들면, 유문부를 묶으면 산 분비가 늘어나 위산 과다 위궤양에 걸린 동물

모델을 만들 수 있다. 위산 역류는 위와 식도의 연결 부위인 '위 식도 괄약근'의 압력이 저하된 것이 원인이며, 결과적으로 위와 식도 사이 틈이 벌어진다. 치료를 통해 위 식도 역류 증상이나 식도염이 호전된 후 다시 내시경 검사를 받아 보면 위 식도 괄약근이 정상으로 회복되는 경우가 많다.

 속이 자주 쓰리고 아프면 **중괴**中魁**혈**을 지압하면 좋다. 중괴는 가운뎃손가락 두 번째 마디 중앙인데, 이곳을 반복해서 눌러 주기 바란다.

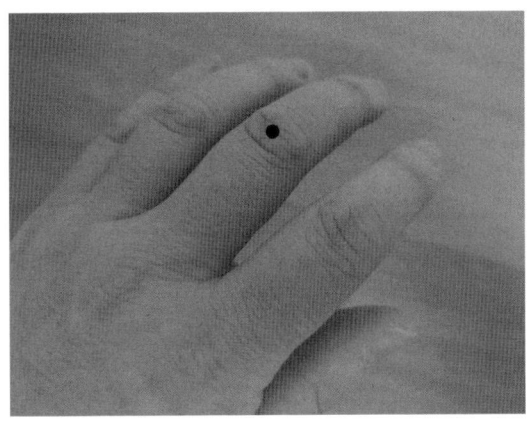

중괴혈

07

얼린 홍시
숙취 해소엔 이보다 좋은 게 없다

"임신하는 거는 바라지 않고 다만 몸만 건강하게 해 주세요."

지인의 소개로 방문한 남자 환자가 아내와 함께 방문했다. 남편과 부인 모두 30대 중반을 훌쩍 넘은 상태였고 아직 아이가 없는 상태였다. 부인은 다낭성 난소 증후군을 앓고 있어 혈당이 올라 혈당 강하제도 복용하는 중이었다. 남편분의 격려로 임신 성공이라는 부담을 떨쳐 낸 후 치료에 임했다. 두 달 정도 치료 후 한동안 소식이 끊겼다가 부부는 아기와 함께 내원했다. 부인은 아직 시집 안 간 여동생 두 명을 소개하여 진료받게 했다. 소개의 힘은 무섭다. 환자 한 사람 한 사람 최선을 다해 치료해야 하는 이유다.

적당한 음주는 혈액 순환을 도와준다. 소량의 음주는 혈압이나 혈당을 떨어뜨리기도 한다. 하지만 술이란 게 절제가 쉽지 않다. 술자리가 길어지면 아무래도 과음을 하게 되는 경우가 많기 때문이다. 술을 자꾸 권하는 사람 앞에 앉으면 더할 것이다. 과음은 소화력을 떨어뜨리는 원인이다. 술을 마신 후 어지럽고 토하는 경우도 위장의 운동 기능이 떨어진 것이고, 음주 후 다음 날 설사를 하는 것 역시 소화력이 떨어진 증거다. 술은 완전히 끊기는 어려운 일이므로 숙취 해소에 대한 한의학적 해결법을 소개하겠다.

숙취 해소의 치료 원칙은 발한 후 이소변發汗 後 利小便이다. 먼저 땀을 뺀 후 소변을 보라는 뜻이다. 아무래도 술을 마시면 체내 노폐물이 많이 쌓이게 되므로, 땀과 소변으로 이를 배출하면 숙취 해소가 빨라진다. 우리가 흔히 먹는 해장에 관련된 음식을 보아도 대개 더운 탕류가 많다. 더운 음식을 먹고 땀을 빼고 또 국물을 먹으면 소변을 보게 될 테니 해장국에도 한의학의 숙취 해소법이 적용된 것이라 볼 수 있다.

그런데 이 방법이 통하지 않을 때도 있다. 이 경우는 바로 수입즉토水入卽吐의 상황이다. 물만 마셔도 토한다는 뜻이다. 심하게 과음한 날을 떠올려 보면 아시겠지만, 음주 후 다음 날까지 속이 울렁거리고 토하는 상황에 자주 나타나는 증상이다. 이때는 갈증이 나고 덥더라도 절대로 차가운 음료를 마시면 안 된다. 그 이유는 20분 안에 마신 음료조차 다 토하게 되기 때문이다. 이럴 땐 바닥에 누워 수면을 더 취해야 몸이 회복되는데, 중간에 따뜻한 물을 목에 적시는 정도만 마시는 것이 도움이 된다.

숙취를 해소하는 데는 **얼린 홍시**를 먹으면 좋다. 맛이 달고 차가운 성질이 있어 주독을 해소하고 갈증을 없애 주며 술로 인해 위에 가득한 열을 내린다.

술을 마시면 자다가 타는 듯한 갈증으로 냉장고 문을 열곤 한다. 갈증은 다음 날에 이어지기도 하는데 이때도 홍시를 먹으면 좋다. 가슴에서 열이 나면서 갈증이 멈추지 않을 때 더욱 좋다. 술 마신 다음 날 아침 가슴이 답답하고 후끈거리는 느낌을 받을 때 먹으면 급하게 열을 내리는 작용도 있고 홍시 자체가 갈증을 풀어 주고 술로 인한 열독熱毒을 풀어 주는 효과가 있다.

안주발

한의대 본과 3학년 때의 일이다. 아직은 학생 신분이므로 돈을 받고 의료 행위를 하는 것은 불법이었다. 다만 현직 한의사의 감독 아래 노인 복지관 등에서 의료 봉사를 하는 것은 허용되었다. 격주로 하는 의료 봉사를 하면서 나름 임상 경험도 쌓였다고 생각했던 시절이다. 그래서 어디를 가든지 누가 어디가 불편하다는 소리를 들으면 그냥 지나치지 않았다. 내가 알고 있는 그리고 책에서 읽은 내용을 실제로 확인하고 싶은 마음이 컸었다. 아마 한의대생 대부분이 그러지 않았을까. 지금 학생들도 그런 마음이 있을성싶다. 사회적으로도 그런 분위기가 강했다. 당시 〈구암 허준〉 드라마의 시청률이 매우 높아서인지 일반인들의 한의학 관심도가 매우 높았다. 소개팅을 하게 되면 서로의 마음을 확인하지 않아도 손을 잡기가 매우 쉬웠다. 손부터 내밀고 진맥을 봐 달라고 했다. 여성뿐 아니라 처음 보는 남자들도 그랬다. 내가 아직 학생 신분이란 아무런 문제가 되지 않았다. 하루는 고등학교 동문회에서 똑같이 회비를 내고 저녁을 먹으면서 맥주를 마시는 자리에서 평소 먹성이 좋던 나보다 한 살 많은 선배 하나가 시무룩한 표정을 짓고 있었다. 무슨 안 좋은 일이 있는가 싶어 물어봤더니 그런 건 없고 좀 체한 것 같다고 말했다. 자세히 얼굴을 살피니 좀 창백해 보였다. 선배는 진맥을 봐 달라고 자기 오른팔을 내밀었는데 맥을 보지는 않았다. 문득 한의대 조교 선배의 말이 떠올랐기 때문이다.

"술 먹었을 땐 진맥 보면 안 돼."

이 말이 내가 술을 마셨을 때 진맥을 보면 안 된다는 건지 아니면 술을 마신 사람은 진맥을 보지 말아야 한다는 말인지 잘 몰랐었다. 술을 많이 마시면 총기가 흐려질 수 있으므로 오진할 염려도 있고 술을 마신 사람은 몸 안에 습한 기운과 열이 가득 차므로 맥이 전반적으로 실하고 빠른 성향을 보이므로 원래 몸이 차가운 사람도 열이 많은 체질로 잘못 판단할 수 있다는 건 한참 시간이 흐른 후에야 깨달았다.

"내가 술을 마셨기 때문에 잘못 판단할 수 있으니 지금은 진맥을 볼 수 없어."

내가 이렇게 말하자 선배는 고개를 끄덕였다. 동시에 내 어깨가 으쓱해졌다.

"대신 양손을 내밀어 봐."

나는 선배의 엄지와 검지 뼈 사이 살 부분을 엄지손가락으로 세게 눌렀다 떼기를 반복했다. 오른손을 삼 분 정도 누르고 왼손도 같은 방법으로 지압했다. 잠시 후 선배의 입에서 우렁찬 트림 소리가 났다. 별 냄새는 나지 않았다. 과식으로 체했다기보단 시험 기간이 끝난 지 얼마 되지 않아 기력이 떨어져 위장 기능이 떨어진 탓이었다. 선배는 조금 전까지 체했다는 사실을 잊은 사람처럼 안주발을 세우기 시작했다. 소시지와 볶은 채소 한 움큼에 맥주 반 컵을 마셔야 한다는 학창 시절의 암묵적인 규칙을 어기며 꾸역꾸역 먹어 댔다.

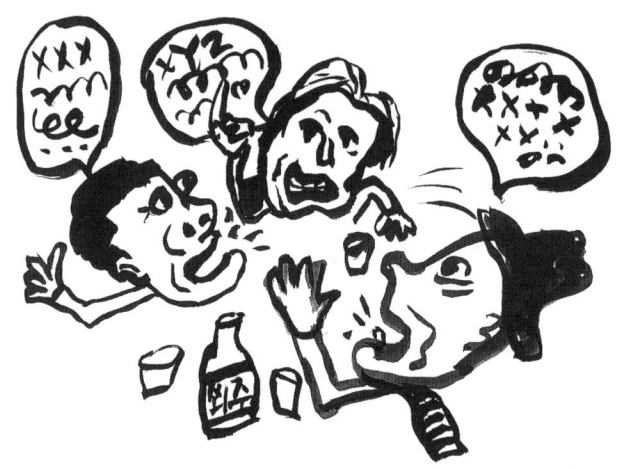

08
연잎밥
담적을 없애요

"한쪽 눈만 부어요."

한쪽 눈만 붓는 사람도 있다. 눈두덩이 붓는 경우이다. 염증이 원인인 경우엔 눈 충혈이 다른 쪽 눈보다 더 심하다. 충혈된 눈이 더 부은 느낌인데 양측 쌍꺼풀의 크기가 달라진다. 퇴근 후 집에서 부은 눈 부위에 시원한 찜질을 하면 좋다. 얼음 팩을 사용해도 좋고 없다면 냉동실에 넣어 둔 빙과류를 눈 위에 대고 있어도 좋다. 부기가 빠지면 쌍꺼풀 라인이 살아난다.

보통 양치질할 때 습관적으로 혀를 닦는 경우가 있는데, 설태가 구취의 원인이라고 생각하는 분들이 많으나 그다지 관계가 없다. 혀의 백태를 설태라고 하는데 한의학의 진단에서는 매우 중요하다. 앞에서도 많이 언급한 담음을 진단하는 기준이 되기 때문이다. 한의학 문헌 중에는 '십병구담十病九痰'이라는 말이 있다. 즉, 10가지 질병 중 9가지는 담이 원인이라는 것이다. 위장병에서도 원인이 담음이나 담적인 경우가 많다. 담음은 인체의 기력이 저하되고 소화력이 떨어진 후 순환이 안 되어 생긴 노폐물을 말하며, 담음이 오래 쌓여 담적이 된다.

안 하던 운동을 하거나 이사를 하면서 평소 안 쓰던 근육을 쓰면 어깨나 등 기타 부위 통증이 나타난다. 대부분은 근육통인데 이를 담 결렸다고 말하기도 한다. 대개 별다른 치료를 하지 않아도 빠르면 2일에서 3일 안에 호전되고 늦어도 1주일 이내에는 나아진다. 급성기 치료로는 차가운 찜질을 해 주어 염증을 가라앉히는 게 좋고 이후에는 온찜질을 하여 혈액 순환을 개선한다면 단단하게 뭉쳤던 근육이 부드러워지고 통증이 줄어든다.

담은 근육 내 피로 물질이 누적된 것을 말한다. 피로 물질은 쉽게 말해 노폐물을 말하는데, 근육을 활성화하려면 신선한 산소와 영양분이 혈액을 통해 공급되고, 이산화탄소와 노폐물이 다시 혈액을 타고 배출되는 일련의 과정을 거쳐야 한다. 이런 과정에 과부하가 걸려 적절하게 배출되지 못한 것을 담이라 부른다. 담은 유동적이라 정확한 일정 영역이 아프지 않고 주변으로 좀 돌아다니는 특징이 있다. 따라서 담을 치료받다 보면 한 부위가 나아지고 주변의 다른 부위의 통증이 남아 있는 것을 확인할 수 있다.

등과 어깨의 근육통이 적절한 치료를 받았음에도 나아지지 않는다면, 위장 기능 저하를 의심해 볼 수 있다. 평소 소화 기능이 약한 분이라면 이러한 증상은 더 현저하게 나타나고, 급성 위염이 만성으로 발전하면 이런 증상이 심해진다. 침 치료든 물리 치료든 받은 후 어느 정도 호전되었다가 얼마 되지 않아 통증이 다시 재발하는 특징을 가지고 있으므로, 이런 경우에는 반드시 위장도 동시에 치료받아야 한다. 복부 특히, 명치 부위를 만졌는데 좀 단단하거나 통증이 있고 식사 후 답답함이 있다면 등이나 어깨 근육만을 치료하기보다는 복부 위장을 먼저 치료할 때 등과 어깨의 담 결림도 동시에 나아짐을 경험할 수 있다. 소화력이 떨어질 때 나타나는 담 결림은 그 증상이 나타나는 범위가 좀 넓은 편이다. 그런데 소화력이 좋아지면서 담 결린 부위가 점차 줄어들거나 사라지게 되는데 설령 남아 있더라도 증상의 부위는 국소적이다. 이럴 때 국소적인 부위에 침이나 물리 치료를 받으면 근육이 잘 풀어진다.

소화력이 떨어지면서 담 결림이 자주 나타날 땐 **연잎밥**을 먹으면 좋다. 성질이 서늘하고 소화관 출혈을 멈추게 한다. 위장이 약해 입이 자주 마른 증상을 해소한다. 연잎을 우려낸 물로 밥을 지으면 되는데 향도 맛도 좋다. 연잎은 위장의 음식 수송 기능을 높여 주고 배에 가스가 잘 차는 증상을 해소하는 데 특히 좋다. 어혈이 쌓여 배가 부은 증상을 치료하는데 차로 끓여 마시면 다이어트에도 좋다. 다이어트도 몸의 노폐물인 담을 제거해야 하기 때문이다.

09
냉이나물무침
트림을 너무 자주 한다면

"모두 다 조사 부러."

올 때마다 피 뽑아 달라는 할머니가 있었다. 어깨나 허리, 무릎, 발목이 아프면 늘 피를 뽑아 달라고 하셨다. 누구나 그런 건 아니지만 피를 뽑는 맛(?)에 익숙해지면 사혈해야만 치료라고 생각하는 경우다. 하도 여기저기 피를 뽑으라고 하셔서 이렇게 피를 많이 뽑으면 쓰러질 수 있다고 말해도 막무가내였다. 얼굴에 핏기도 없으신 분이라 일주일에 한 번만 오시라고 엄포를 놓은 적도 있었다. 그 이후로 오시지 않았다. 여전히 다른 곳에서 피 뽑아 달라고 하시려나?

어릴 적부터 단맛을 좋아하고 신경이 예민하면서 오랜 기간 만성 위염에 시달리는 경우, 단맛을 선호하면 항상 배에 포만감이 생겨 식욕이 떨어지고 위의 운동 기능도 현격히 떨어져 만성 소화 불량이 유발되고 트림이 멈추지 않고 계속 난다. 우유를 마시면 속에 가스가 차고, 가슴이 답답한 경우 혀의 백태가 선명하고 맥이 약하고 기가 허하며, 입이 텁텁해진다. 배를 눌러 보면 말랑말랑하면서도 꿀렁꿀렁 소리가 나기도 하며, 아침 기상 시 몸이 무거워 잘 일어나지 못하며 전반적으로 몸이 무거움을 느끼고 소변이 시원치 않고 잘 붓기도 하며 가슴이 두근거리거나 어깨 등의 근육통이 많아진다.

소화가 안 되는데도 불구하고 수시로 허기가 지기도 한다. 위장에 열이 쌓여 나타난 증상인데, 점심 식후나 저녁 식후 혹은 취침 전에 나타나 자꾸 뭔가를 찾게 되고 복부가 더부룩한 상태로 잠이 들고 아침에 눈을 뜨면 그때부터 종일 속이 답답한 증상이 이어진다.

트림은 위의 주된 기능인 아래로 내려보내기가 연동이 안 되어 나타나는 현상이다. 음식물이 오래 정체되어 있으므로 입에서 구취도 나는데, 모두 장으로 잘 내려가지 못한 분해가 덜 된 음식물 찌꺼기의 기운이 위로 올라오는 반응들이다.

트림의 치료는 기본적으로 담음 제거에 초점을 맞춘다. 담음은 소화 기능이 저하되어 생긴 노폐물을 말하며 인체에 과잉으로 쌓인 습과 열이 만나서 생성된다. 담음을 제거하면 구역, 구토 등의 증상이 함께 사라질 수 있다.

배가 차갑고 뭉치고 식사량이 줄어들면서 트림이 잦을 땐 **냉이나물무침**을 먹으면 좋다. 냉이는 맛이 달고 성질이 따뜻하여 오장을 조화롭게 하고 간의 열을 식혀 눈이 침침하고 시린 증상을 없애 준다. 배가 차고 아프면서 부풀어 오른 경우에도 좋다.

명치 아픔, 속이 메스껍고 트림이 자주 나면서 내시경 검사상 위출혈을 진단받는 경우, 위출혈은 위 내 염증이 좀 깊어진 형태로 출혈량이 많아지면 빈혈이 생기기도 한다. 위출혈이 나타나면 대변이 검어지는 흑변을 보게 된다. 대변에서 선홍색의 혈액이 관찰되면 치질이거나 변비가 심하여 항문이 찢어져 피가 난 경우가 많고 더 심한 경우엔 대장 용종 혹은 종양 등을 의심할 수 있으므로 이런 경우엔 대장 내시경 검사를 받아 보는 것이 좋다. 과도한 육류나 밀가루 섭취를 줄이고 치료를 통해 호전되면 대변도 점차 검은색에서 황금색으로 바뀌게 된다.

외국 유학이나 새로운 직장 생활에 적응하는 등 불규칙한 생활로 인해 식사도 매우 불규칙하면서, 끼니를 잘 거르는 경우 식사 후 트림이 많이 나타나면서 식후 1시간 정도 지나면 명치 부위를 비롯하여 속이 답답하고, 목 이물감과 앞머리 통증 등이 나타날 때가 있다. 이 경우 소화제가 잘 듣지 않기도 한다. 역시 담음이나 담적이 원인이 되므로 제산제나 소화제의 반응이 미약한 것이다. 결국 담음과 담적의 제거를 통해 회복할 수 있다. 식사를 자주 거르면 위장의 연동 기능이 떨어져 정작 음식물이 위에 들어왔을 때 정체되는 시간이 길어지고 산 분비가 자연스레 늘어나 위염 및 역류성 식도염이 발생할 수 있으므로, 적게 먹더라도 규칙적인 식습관을 가져야 한다.

10

방아잎차
협심증으로 가슴이 조이고 아프다면

"한쪽 손만 저려요."

시골에서 감나무에 올라가 감을 따다가 나무에서 떨어진 후 방문한 환자의 말이다. 떨어지면서 무의식적으로 한 손으로 땅바닥에 짚었다고 말했다. 우리 몸은 응급 상황에 대비하는 능력이 있는데 순간적으로 바닥을 디딘 팔 아래쪽 근육이 뭉쳐 몸 전체의 하중을 감당한 것이다. 이때 뭉친 팔 근육이 손으로 내려가는 신경을 눌러 저림증을 유발한 것이다. 몇 회의 침 치료로 나았던 기억이 난다.

심장이 조이는 느낌은 누구나 경험할 수 있는 증상이다. 몹시 피곤하고 과로한 경우, 신경을 많이 쓰고 긴장 상태에 놓인 경우, 등을 굽혀 상체를 숙인 자세를 취하면 증상이 나타날 수 있다.

심장이 조이는 느낌이 어쩌다 한번 발생하고 시간이 조금 흐른 상태에서 해소된다면 별로 신경 쓸 일이 없을 것이다. 하지만 이런 증상이 자주 나타나거나 증상이 나타나는 시간이 30분 이상 길게 느껴진다면 심장에 문제가 있는 건 아닐까, 하는 두려움에 사로잡히기도 한다.

협심증을 의심해 볼 수 있고 확진이 아니더라도 심장을 둘러싼 관상 동맥에 문제가 있음을 시사하는 것이다. 관상 동맥은 심장 자체에 영양을 공급하는 혈관으로 이곳의 흐름이 좋지 않으면 심장 근육에 피가 모자란(허혈) 반응이 나타나고 심하면 심장 근육의 수축 운동을 방해하게 된다. 결과적으로 나타나는 질환이 협심증과 심근 경색이다.

심장이 조이는 느낌은 가슴 통증과 답답함 그리고 콕콕 쑤시는 느낌을 유발하게 되고 때에 따라 숨쉬기가 힘든 증상이 함께 나타나기도 한다.

심장의 이상 소견으로 의심되는 경우 심전도 등 심장 관련 검사를 받기도 하는데 검사 결과에 특별한 이상이 없는 경우도 많다. 이 부분이 환자분들이 가장 답답한 부분인데 "더 알고 싶으시면 상급 병원에서 진료를 받아 보십시오."라는 말을 듣기 일쑤다. 설령 상급 병원 검사에서도 특별한 이상 소견이 나오지 않거나 심한 소견은 아니니 당장 처방할 약은 없다는 말을 듣거나 아스피린과 같은 항혈소판제나 혈관 확장제를 처방받아 복용하실 수도 있다.

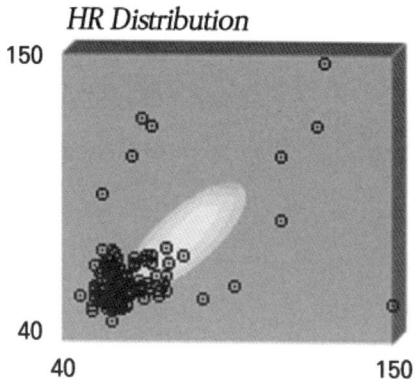

 이런 상태에서 위에 그림처럼 부정맥까지 나타난다면 심장에서 혈액이 일률적으로 나오지 않는 상황이 나타나 심장이(혹은 가슴이) 쿵 내려앉는 느낌을 받기도 한다. 함께 나타나는 부정맥의 양상은 가슴이 두근거릴 정도로 심장 박동이 빠른 양상과 맥박이 중간에 한 번씩 쉬는 양상으로 흔히 나타난다. 부정맥은 다시 관상 동맥의 흐름을 나쁘게 하므로 심장이 조이는 느낌을 더 빈번하게 강도도 더 세게 유발할 수 있다.

 협심증으로 왼쪽 가슴 통증이 종일 나타나는 경우는 드물지만 몇 시간 동안 뻐근하고 쑤시거나 묵직함을 유발하기 때문에 불편감을 준다. 더군다나 심장이 위치한 왼쪽 가슴 부위이기 때문에 더욱 신경이 쓰일 것이다. 심장은 우리 몸의 다른 장기를 위해 혈액을 공급하는 중앙 펌프다. 중앙 펌프는 우리가 살아 있는 동안 한 번도 쉬지 않고 일해야 한다. 우리가 자는 동안에도 말이다. 쉬지 않고 일하려면 심장도 혈액을 통해 영양을 공급받아야 하는데, 심장에 혈액을 공급하는 혈관을 관상 동맥이라고 부른다. 심장을 둘러싸고 있으며 왕관처럼 보인다고 해서 관상 동맥이라고 부른다.

관상 동맥의 혈액이 흐름이 좋지 않으면 협심증이 유발된다. 협심증으로 가슴이 조이는 느낌을 받는 것 역시 관상 동맥이 좁아져 심장에 영양을 공급받지 못한다는 의미다.

관상 동맥 좁아짐이 심하면 스텐트 시술을, 더욱 심하면 관상 동맥 우회술을 받게 된다. 어디에 해당하든 혈관의 소통을 위한 조치는 계속되어야 한다. 관리가 안 되면 심근 경색이 찾아올 수 있기 때문이다.

협심증으로 가슴 통증이 있는 경우 상체를 숙이면 증상이 심해지고 정서적으로 긴장하고 스트레스를 많이 받는 경우 증상이 심해진다. 스트레스는 혈관 벽에 염증을 유발하고 혈관을 수축하기 때문이다. 협심증 환자가 담배와 커피까지 한다면 혈관 수축은 더욱 심해져 가슴 통증도 더욱 심하게 나타나고 증상 지속 시간 역시 점점 길어진다.

정서적 긴장으로 가슴이 불편하다면 **방아잎차**를 끓여 먹으면 도움이 될 것이다. 방아잎은 맛이 맵고 따뜻한 성질을 지니고 있어 몸 안에 차가운 기를 몰아내고 심장과 폐순환을 촉진하고 위 운동을 촉진하여 가슴을 편안하게 한다.

11

합곡合谷혈
내시경은 정상이라는데 속이 늘 좋지 않을 때

"발바닥이 화끈거려요."

아침에 눈을 뜨고 자리에서 일어나 방바닥에 발뒤꿈치를 대는 순간 발바닥이 화끈거리는 증상을 경험한 적이 있을 것이다. 족저 근막염의 증상인데 심하면 종아리를 타고 무릎 부근까지 저림증이 이어지기도 한다. 젊은 여성들이 높은 구두를 신고 오래 서 있는 경우 퇴근 후 발의 피로가 누적되면 족저 근막염이 잘 생긴다. 경기 내내 뛰어다니는 어린 축구 선수들에게도 증상이 나타나는데 아마도 경기력이 무르익지 않은 게 이유가 아닐까. 족저 근막염이 있다면 퇴근 후 발바닥에 냉찜질이 도움이 된다. 발바닥의 염증을 차가운 자극으로 식혀 줄 필요가 있다.

내시경은 정상인데 자주 체한다면 기본적으로 위의 운동 기능이 떨어진 경우다. 음식이 위장 속에 오래 머물러 있고 환자 본인 스스로 위 운동이 안 된다는 것을 느낀다. 체하는 증상은 위장관이 막히어 배를 누르면 단단하고 다른 사람이 누르면 몹시 불쾌하고 아픈 느낌을 받는데 음식이 소화되지 않고 정체된 상황이다. 체했을 때 머리가 부서질 것처럼 아프기도 하고 몸살처럼 열이 나기도 한다. 이런 경우를 식적류상한食積類傷寒이라 부르는데, 체한 증상이 감기와 같은 증상을 유발한 질환을 말한다. 소화기 문제가 원인이기 때문에 해열제나 감기약을 먹어도 나아지지 않는다.

체증이 나아지면 두통과 몸살기도 서서히 사라진다. 단순히 체한 경우는 가만히 있어도 그저 견딜 수 있는데, 명치 윗부분, 식도 부위에 정체된 상황이라면 가슴 부위에 주기적으로 극심한 통증이 수반된다. 입안에서 잘게 부서지지 않은 것이 식도에 걸려 있다고 보면 된다. 예를 들면 새우 수염이 걸린 상황이다. 필자의 경험을 말하자면 오래전 공중 보건의 재직 중 1년간 '구원호'라는 병원선에서 근무했다. 이름에서 알 수 있듯 기독교 의료 선교 활동을 하던 배였다. 어느 날 목포에서 가까운 섬으로 진료하러 갔는데 진료를 마친 후 그곳에서 새우 양식장을 하시던 분이 의료진을 대접하겠다고 갓 잡은 대하大蝦를 소금구이로 요리해 주셨다. 일반적으로 삶은 새우 먹듯이 머리와 꼬리를 제거하고 먹자 섬에 계신 목사님께서 아무것도 떼지 말고 다 먹어야 제대로 맛을 느낄 수 있다고 하셔서 통째로 여러 마리를 배불리 먹었다. 당시 정말 맛있게 먹다가 숙소로 돌아오니 가슴이 주기적으로 쑤시고 찌르는 통증이 반복되어 잠을 잘 수가 없었다. 스스로에 침을 놓고 아무 생각 없이 누워 있다가 새벽녘에 간신히 회복할 수 있었다. 가늘고 질긴 음식을 드실 땐 항상 조심해야 한다. 체했을 때 엄지 끝이나 손톱 안쪽을 따 출혈을 일으키는 방법을 쓰는데 그것보다는 합곡合谷혈을 지압하기 바란다. 엄지와 검지가 갈라져 움푹 들어간 홈에서 검지 안쪽 면을 자세히 눌러 보면 약하게 맥이 뛰는 자리다. 대략 검지의 중간 부분에 가깝다.

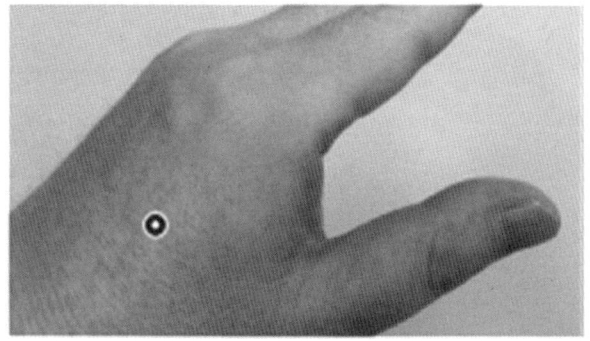

합곡혈

음식물의 적체가 오래되면 담음痰飮이 나타나고 이것이 많이 쌓이면 담적痰積이 발생하게 된다. 만성 위염의 주 증상이라고 볼 수 있는데, 담음은 소화력이 떨어지면서 기력이 약한 경우 인체에 과잉 생성된 습濕과 열熱이 원인이다. 끈적끈적한 가래와 같은 형태이며, 그래서 가래 검사도 객담 검사라고 부른다. 이러한 담음이 오랫동안 쌓이면 마치 비만 환자들에게서 많이 보는 셀룰라이트와 같은 단단한 형태로 바뀌게 된다. 이를 담적이라고 한다. 담적이 나타나면 복벽의 긴장이 심하여 복근腹筋 운동을 많이 한 것처럼 배가 단단하게 된다. 이

2장 심장과 위장 강하게 **109**

것이 말랑해져야 위의 운동 기능이 좋아진다.

담적을 치료하다 보면, 점점 말랑해져 담음의 형태가 된다. 이때 배를 눌러 보면 꿀렁거리는 물소리가 들리며, 담음도 해소하면 이런 소리도 사라지게 되고 정상적인 위 기능을 회복하게 된다. 그러면 몸이 가벼워지고 머리도 맑아지고 근육 뭉침도 금방 풀어진다.

내시경상 정상이면서 위와 같은 증상이 나타나면 이를 기능성 위장 장애라고 부른다. 기능성 위장 장애는 보통 신경성인 경우가 많으므로 심리적 안정을 위한 침 치료를 병행하면 효과가 좋다. 빵, 떡, 육류 섭취가 부담스럽고 명치가 답답하며 더부룩하다. 드물지만 명치 아래에 허리띠 형태의 밴드가 잡히는 경우엔 내시경 검사가 정상으로 나왔어도 복부 CT 검사를 받아 보길 바란다. 내시경상 정상이어도 위암으로 판정되기도 하기 때문이다. 이러한 밴드는 폭이 약 5~6cm 정도로 잡히는데, 담적이 단단하기보다 더 딱딱한 느낌이 든다.

신경성 위염 역시 담음의 주요 증상인 자주 체함, 속이 메스꺼움, 두통, 구역이나 구토, 평소 대변이 묽으며 찬 음식이나 매운 음식을 먹으면 설사를 잘하며 어지럼증이 잘 나타난다. 복부의 긴장도가 심한 증상도 나타나는데 담음이나 담적을 제거하는 치료를 통해 배가 말랑해진 후 자주 있던 구역감이나 트림이 해소된다. 위장 치료를 통해 담적이나 복근 긴장이 완화되어 소화력이 회복되면, 먹을 수 있는 음식의 종류가 늘어날 수 있다.

12
시래기국밥
부정맥에 목 이물감도 있을 때

"엄마가 자꾸 어지럽다고 하셔요."

부모님이 나이가 들어 가면서 어지럼증을 고치기 위해 방문하는 딸, 아들들이 있다. 예전엔 딸들의 방문이 상대적으로 많았는데 요즘은 거의 반반인 거 같다. 효도에 아들딸이 어디 있겠는가. 치료를 위해 한약을 처방하고 약값을 결제하는데 종종 목소리가 커진다. 자식들의 만류에도 불구하고 자신이 먹을 약이니 본인이 직접 결제하겠다는 것이다. 자식에게 부담 주기 싫은 부모 마음은 예나 지금이나 마찬가지인 것 같다.

가족에게 심장 부정맥이 있으면 나도 나이가 들면서 부정맥이 생기는 것은 아닐까 하는 두려움이 생긴다. 부정맥은 그것만으로 그치지 않고 뇌경색, 뇌출혈 같은 뇌혈관 질환이나 협심증, 심근 경색을 유발할 확률을 높여 생명을 위협할 뿐만 아니라 여러 가지 후유증을 동반할 수 있다. 뇌혈관 질환은 한쪽 마비나 언어 장애 등의 후유증이 나타날 수 있고 협심증이나 부정맥 예를 들어, 심방세동이나 WPW(Wolff Parkinson White, 월프파킨슨화이트 증후군) 증후군과 같은 조기 흥분 증후군이 있다면 전극 도자 절제술을 받아야 하거나 관상 동맥이 좁아진 경우엔 스텐트 시술, 서맥이 너무 심하면 심장 보조 박동기 설치를 할 수도 있다. 여러 종류의 심장 시술 후엔 항혈소판제나 항응고제를 계속 복용해야 하는 문제가 발생하기도 한다.

기외수축은 심장의 규칙적인 박동 사이에 다른 박동이 섞인 상황을 말하고, 사람에 따라 맥박이 한 번씩 쉬면서 심장이나 가슴이 쿵 내려 앉는 느낌을 받기도 한다. 심방 기외수축, 심실 기외수축이 있는데 후자가 더 많은 편이다. 기외수축은 컨디션 저하 시에 증상이 더 심해지는 양상을 보이며, 커피와 담배 그리고 지나친 정신적 피로 그리고 수면 부족으로 인한 체력 저하가 원인이다. 이런 상황은 소화력의 저하를 수반하게 되며 역류성 식도염을 유발할 확률이 높아진다.

역류성 식도염이 생기면 목 이물감이 자주 나타난다. 목에 걸린 느낌과 더불어 잘 뱉어지지 않는 가래가 들러붙은 느낌이 들고 소량의 흰색 가래가 나오기도 한다. 역류성 식도염을 치료하는 초기 과정에 가래 배출량이 늘어나기도 하지만 어느 정도 배출되면 다시 줄어드는데 이때는 목이 편안해진다. 목소리가 잠기기도 하고 코와 목 사이의 통로가 답답하여 수시로 킁킁거리며 뭔가를 뱉어 내고자 하는 행동을 반복하게 된다. 답답함이 계속되면 숨이 막히는 것 같고 가슴이 답답해지면서 공황 장애로 이어지기도 한다. 그리고 소화력 역시 떨어진다. 식후 상복부가 뻐근하고 아프기도 하고 입맛이 뚝 떨어지기도 한다. 이때 공복에 속이 쓰리고 심하면 가슴과 목이 화끈거리기도 한다. 소화가 덜 되는 날 컨디션이 떨어지고 이때 목 이물감과 기외수축 부정맥이 더 심해진다. 따라서 정신적 육체적 피로를 완화하고 심장을 기능적으로 강화하고 체력을 보강하여 수면의 질을 높여 주면 심장 리듬이 안정되고 위장의 운동 기능이 살아나게 된다.

  가슴이 답답하고 자주 두근거리면서 목소리가 잘 잠기고 이물감이 있는 경우 **시래기국밥**을 먹으면 도움이 된다. 시래기는 맛이 달고 속을 따뜻하게 달래고 음식의 분해를 촉진하고 하복부의 기운을 소통시켜 헛배가 부르지 않게 만든다. 아울러 위 식도 역류와 함께 올라온 위장의 열을 해소하고 입맛을 살려 준다.

13
토란국
잦은 기침으로 목이 따끔거린다면

한의원에선 환자 가족 구성원 중 누구 하나가 치료가 잘 되면 온 가족이 다니는 경우가 많다. 극적인 치료 효과가 나타나면 가족 전체가 단골 환자가 될 확률이 높아진다. 나 역시 그런 경험이 있는데, 딸 부잣집의 둘째 딸의 만성 기침을 한 번의 침 시술로 낫게 한 후 가족 전체가 방문한 적이 있다. 여러 개의 침을 놓았으나 목의 중앙에서 쭉 내려가다 보면 가슴 중앙의 흉골상 절흔(suprasturnal notch)에 걸려 더 내려가지 않는 천돌天突이라는 자리가 잘 들었던 것 같다. 기침이 멈추지 않으면 이 부위를 지압하면 도움이 될 것이다.

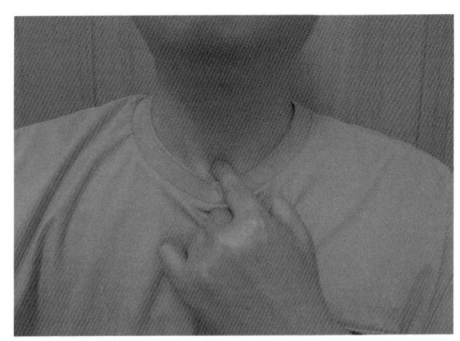

천돌혈

꿀 복용법

기침과 가래가 자주 나타나면 꿀이 좋다는 얘기는 들어 보았을 것이다. 꿀의 점도가 높을수록 가격이 비싼데 마누카꿀이 대표적이다. 그런데 점도가 높은 꿀은 증상 해소에 도움이 안 되는 경우가 있는데 역류성 식도염을 앓고 있다면 특히 그렇다. 점도가 높은 꿀이라면 물에 희석해서 티스푼으로 한 숟갈 복용하면 좋고 사양 벌꿀처럼 묽은 꿀은 희석하지 말고 그대로 섭취하면 된다.

역류성 식도염은 폐와 기관지를 약하게 만들 수 있다. 역류성 식도염에 걸리면 목 이물감이 심해지고 목소리가 잘 잠기고, 기침을 자주 하게 되며, 노래 부를 때 성량이 줄어들거나 음이 높이 올라가지 않는 일이 벌어진다. 학교 선생님이나 외부 강연을 하는 분 그리고 취미로든 직업으로든 합창단원(교회 찬양대 등)으로 활동하는 경우 여간 신경 쓰이지 않을 수 없다.

종일 목에 뭔가 걸린 느낌이 들고, 정확히는 목에 무언가가 찰싹 달라붙은 느낌이 들기도 해서 이를 뱉어 내려고도 하지만 잘 뱉어지지 않고, 삼키려 해도 삼켜지지 않는 느낌이 바로 목 이물감이다. 목 이물감은 주로 아침에 자고 나서 입과 목이 텁텁한 느낌과 함께 나타나고 활동하면서 점점 그 증상이 줄어드는 것이 일반적이지만 심한 경우 만성적인 후두의 염증과 동반되어 밤에 잘 때까지 증상이 계속된다. 기침은 모든 목 이물감 환자에게 나타나지는 않고 소화가 잘 안 되는 경우 식사 후에 나타날 수 있다.

목소리 잠김이나 갈라짐은 아무래도 목을 많이 사용하는 직업을 가진 사람에게 자주 나타나는데, 나이가 들면 말을 별로 하지 않아도 증상이 나타날 수 있다. 이때 목소리의 배출을 조절하는 것이 좋고, 목을 편안하게 하는 **토란국**을 먹어도 좋다. 토란은 맛이 달고 차지고 따뜻하지도 않은 성질을 가지고 있어 무난하게 섭취할 수 있다. 소화기를 보하고 몸에 뭉친 걸 풀어 주는 효능이 있다. 목 이물감 해소에 도움을 주는 이유다.

역류성 식도염은 천식, 만성 기관지염 같은 호흡기 질환과 연관이 깊은데 이는 역류한 위 내용물이 기관지 쪽으로 미세하게 넘어가 염증을 유발할 수 있다는 얘기다. 식도는 평소 음식물이 지나가지 않을 땐 납작한 모양을 하고 있다가 음식물이 통과하면 벌어지게 된다. 하지만, 위와 식도 사이 괄약근이 헐거워지면 위산이나 분해가 덜 된 음식물 찌꺼기가 식도 방향으로 역류하는 증상이 나타난다. 소화 불량이 심한 경우 소화가 덜된 음식물이 거꾸로 올라오기 때문에 이런 증상을 경험한 환자는 소처럼 되새김질을 몇 번 해야 소화가 되는 것 같다고 말하기도 한다. 위산과 음식물 찌꺼기 역류가 심한 경우 음식 자체를 넘기는 것조차 힘들어진다.

위 식도 역류가 오래되면 역류한 물질이 식도 앞에 있는 기도로 넘어가는 증상을 초래하여 만성 폐 질환을 유발할 수도 있다. 역류성 식도염이 있으면 천식이나 잦은 기침에 시달릴 수 있는데, 초등학교 저학년의 어린 학생들조차 감기에 잘 걸리고 기침을 자주 하면 관련 질환을 의심할 수 있다. 이때 상식적으로 면역력이 떨어져 있다고 생각할 수 있는데 역류성 식도염을 앓고 오래 두면 폐 기관지를 약하게 만들고 더 나아가 면역력을 떨어뜨리게 된다. 그래서 면역력을 개선하여 감기에 덜 걸리고 각종 비염이나 피부염 같은 알레르기 질환을 예방하고 치료를 위해 폐를 튼튼하게 하는 치료법을 사용한다.

비염 혹은 급성 코감기를 치료하는 데 좋은 한약재로는 마황麻黃을 빼놓을 수 없다. 마황은 에페드린이라는 성분을 함유하고 있고 전문한의 약품으로 분류되어 일반인이 구할 수는 없지만 여러 용도로 사용되므로 참고로 알려 드린다. 마황은 원래 땀이 잘 나지 않는 감기 증상을 치료하기 위해 사용하고 콧물을 마르게 하는 작용이 있어 비염 환자에게 많이 처방한다. 어린이가 야간에 소변을 잘 가리지 못할 때도 사용하며 에페드린 성분의 특성상 입맛이 떨어지고 잠이 오지 않고 몸 내부 대사율을 높이는 효능이 있어 체중 감량 목적으로도 많이 처방한다.

비염 치료할 때보다 많은 용량을 사용하는데 자칫 입이 바짝 마르거나 심장이 수시로 두근거리고 잠이 오지 않는 증상으로 힘들 수 있다. 이런 점 때문에 마황을 처방하지 않기도 하지만 그러면 식욕 억제 효능이 떨어진다. 그래서 마황이 들어가지 않은 처방이나 건강식품은 포만감을 일찍 들게 하여 적은 식사를 하게 한다. 마황 복용 시엔 몸이 더워지고 갈증이 많이 나는데 이때 목만 축일 정도로 수분을 섭취한다면 체중 감량이 더 잘 된다. 마황이 좋은 점은 신경 쓸 증상을 많이 유발하기는 하나 몸무게에 맞춘 안전 용량을 처방하면 특별한 문제는 없다는 것이다.

마황 없으면 재미없어

"100% 책임 감량. 효과 없으면 전액 환불."

한때(요즘도 TV 홈쇼핑에선 간혹 보이기는 하지만) 인터넷은 물론 지역 신문 광고에 자주 나오던 다이어트 홍보 문구다. 나 같은 새가슴은 저런 홍보 문구를 도저히 못 쓰겠다. 어차피 살을 빼야 하는 당사자는 환자 본인인데 본인이 음식 절제를 안 하고 운동도 게을리하면 살이 빠질 리가 없을 것이다. 저렇게 홍보하는 사람도 그걸 노렸을 것이다. 나중에 살이 하나도 안 빠져 찾아가면 이렇게 말할 것이다.

"고객님이 운동은 이렇게 하고 음식은 저렇게 드셔야 하는데 제대로 지키지 않으셨으니 저희는 책임이 없어요."

다이어트를 원하는 환자들은 대부분 얼마 동안 얼마만큼 빠지느냐에 관심이 많다.

"이 약 먹으면 얼마나 빠질까요?"

이런 질문을 받으면 체중은 얼마 빠지지 않아도 옷은 헐렁해질 거라고 말한다. 그렇게 말하는 이유는 다이어트 한약이 체지방을 줄이는 효과가 있기 때문이다. 이는 체지방을 줄이는 마황이라는 약재의 역할이다. 마황은 의약품으로 분류되어 있어 일반인이 식품으로 구매할 수 없다. 환자들은 이왕 비용을 들여 다이어트를 하는 만큼 단기간에 살이 많이 빠지기를 바란다. 마황이 식욕 억제 역할도 하므로 무조건 많이 넣어 달라고 한다.

"마황 너무 많이 섭취하면 간 수치 올라갈 수 있어요. 살 빠지는 게 좀 느리더라도 본인 체중에 맞추어 안전 용량을 드시는 게 좋습니다."

이 말에 수긍하는 환자가 반, 그렇지 않은 환자가 반이다. 만성 허리 통증에 몇 차례 치료를 받고 좋아졌던 여성 환자가 다이어트 한약을 원하여 식욕 억제 성분이 몸에 무리가 갈 수 있어 생각보다 적게 처방할 수 있다고 설명했더니, "그럼 됐어요. 좀 더 알아볼게요."라고 말한 후 진료실을 나갔다.

그로부터 석 달 후 그 환자가 찾아왔다. 여기저기 다른 한의원을 알아보다 본인이 원하는 대로 처방해 주는 곳을 찾았다고 했다.

"그때 원장님 말씀 들을 걸 그랬어요. 마황 잔뜩 넣은 한약 먹고 간 수치가 300까지 올라 입원까지 했어요."

이 환자는 단지 마황만이 문제가 아니었다. 산후 우울증을 앓고 있던 터라 날마다 술을 마시는 습관이 있었다.

오래전 한의사 선배들과 다이어트 관련 얘기를 하다 보면 늘 하시는 말씀이 있었다.

"마황 없으면 재미없어."

14

감잎차
과민성 대장에서 벗어나고 싶다면

'강하고 지속적인 스트레스'

과민성 대장 증상을 만든 가장 큰 이유다. 이런 자극이 사라지면 당연히 증상도 나아진다. 취업 준비생의 미래에 대한 불안 역시 원하는 직장을 얻거나 마음을 비우고 눈높이를 낮추고 취업한다면 증상이 사라진다. 그런데 강하고 지속적 스트레스는 살아가면서 계속 나타난다. 그렇다면 나 자신을 바꿔야 한다. 완벽주의의 탈을 벗어 던져라.

젊은 환자들에게서도 많이 볼 수 있는 질환 중 하나가 과민성 대장 증후군이다. 장운동이 과민하여 증상이 나타나게 되는데 장엔 어떤 구조적인 문제가 없는 상황이다. 따라서 특정 검사를 통해 과민성 대장 증후군을 진단하지는 못한다. 증상들이 반복적으로 나타나는 것을 토대로 진단하게 된다.

먼저 복통이 자주 나타나거나 복부 불편감이 나타나게 된다. 그리고는 변비나 설사 등의 증상이 나타나게 된다. 변비보다는 묽은 변을 자주 보는 증상으로 힘든 분들이 많고 하루에도 화장실을 4~5회 이상 가기도 한다. 복통, 변비, 설사 외에도 두통, 불안, 초조, 우울감이 같이 동반될 수 있다.

과민성 대장 증후군은 원인이 정확히 알려진 바가 없는데 면역력이 떨어지고 알 수 없는 염증이 반복된다든지 아니면 정신적 피로가 누적된 것이 가장 흔히 볼 수 있는 원인이다.

정신적 피로가 가중되어 증상이 나타나므로 스트레스가 많은 직장인, 수험생이나 취업 준비생에게서 증상이 많이 나타나는 편이다.

일상생활에선 기름이 많은 음식과 차가운 과일 그리고 매운 음식을 피하고 산책을 자주 한다면 증상이 더 나빠지는 것을 막는 데 도움이 된다. 사과, 포도, 배 같은 과일은 먹지 않는 게 좋다. 반면 매실은 설사를 멈추는 데 도움을 준다. 기름이 많은 곱창과 대창은 금하는 것이 좋다.

과민성 대장 증후군이 있다면 **감잎차**를 먹으면 도움이 된다. 감잎은 맛이 떫고 수렴하는 작용이 있어 장이 민감하여 설사하는 증상을 막는다. 필자가 예전에 이집트 여행을 다녀온 적이 있는데 풍토가 안 맞아서인지 종일 배가 부글거리고 설사가 났다. 평소 변이 묽은 편이라 미리 챙겨 간 감잎차 티백을 아침마다 우려 마신 뒤 장이 편안해지면서 설사가 멈추었다.

15
연근조림
심근 경색의 예방과 재발 방지를 위해

편도가 붓고 염증이 심한 경우 소상少商이라는 경혈점에서 사혈하는 것이 좋다. 위치는 엄지손톱 뿌리의 안쪽 모서리 부근이다. 피를 내는 게 두렵다면 다른 손 손톱으로 눌러 주어도 좋다. 왼손 오른손 차이는 없다. 만약 심근 경색과 같은 응급 상황이라면 이런 사혈보다 심폐소생술이 우선이다. 제세동기가 주변에 있다면 사용법을 미리 숙지하는 것이 좋다.

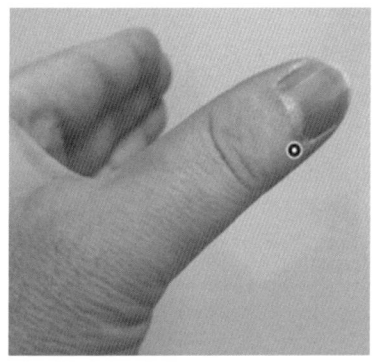

소상혈

심근 경색은 위급한 질환이므로 발병하면 즉시 응급조처를 받아야 한다. 조기에 조처를 잘하더라도 심장 근육에 산소가 공급되지 못하는 환경이 발생했기 때문에 세포 기능이 저하될 수밖에 없다. 바이러스에 걸린 후 면역을 획득하는 것과는 달리(돌연변이에 대해선 새로운 면역이 필요) 심근 경색을 겪었다고 해서 다시 일어나지 않는다는 걸 보장할 수는 없다.

심근 경색 후유증도 여러 형태로 나타날 수 있는데 부정맥과 가슴 통증과 답답함 그리고 정서적으로 불안하고 우울한 문제 등이다.

부정맥은 심장 리듬이 불규칙한 상황을 말한다. 규칙적인 리듬 주기에서 벗어난 맥박이 다수 존재하는 모습이다. 아래 그림을 보시면 이해할 수 있다. 심장 박동을 측정하여 하나의 점으로 표시한 결과다. 진한 영역은 나름 규칙적인 리듬을 보여 주는 것이고 하얗게 표시된 점은 정상적인 주기에서 많이 벗어난 값이다.

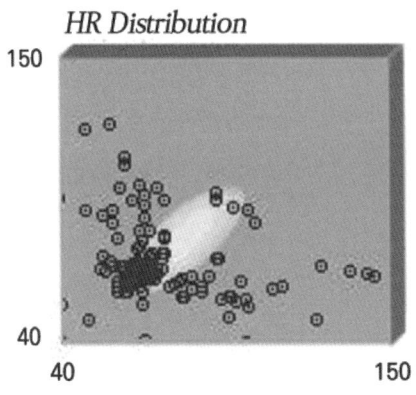

부정맥이 나타나면 심장에서 분출된 혈액량이 일정하지 않다는 뜻이다. 그러면 혈액이 필요한 장기나 세포의 기능이 떨어지게 된다. 그리고 다시 심장에 공급되는 혈액량도 일정치 않아 심장 근육이 활동할 수 있는 에너지가 부족하면 심근 경색이 유발될 수 있다.

심장에 혈액을 공급하는 혈관을 관상 동맥이라 부르는데, 관상 동맥의 흐름이 좋지 못하면 가슴 통증과 답답함이 꾸준히 나타난다. 부정맥과 함께 심장이 쿵 내려앉는 느낌도 나타날 수 있는데 이것 역시 심근 경색 후유증이다.

심장 기능이 저하되면 마음 역시 불안하고 우울하다. 그래서 불안과 우울이 가시지 않을 수 있다. 심장이 안정되면 정서적으로 안정될 수 있다. 평소 스트레스를 잘 받고 성격이 예민한 경우엔 심장 기능이 더 떨어질 수 있고 불안 우울의 감정이 사라지지 않는다.

심근 경색 후유증에 대한 관리는 심장 기능을 강하게 만들어야 하는데(심강, 心强), 심장의 박출량을 키우고 심장 리듬을 안정시키는 것이다. 그러면 가슴도 편안해지고 나아가 불안과 우울감도 점차 사라지게 된다. 이런 경우 **연근조림**을 자주 먹으면 도움이 된다. 연근은 맛이 달고 몸의 정기를 몸 안에 간직하게 돕고 정신을 안정시키고 갈증과 설사를 멎게 하고 소화력이 떨어지면서 허리가 아픈 증상을 해소한다.

16

소고기뭇국과 전중膻中혈
소화력을 높이려면

운동량을 늘리면 체력이 좋아질까?

반은 맞고 반은 틀리다. 운동을 많이 하면 근력은 강화할 수 있으나 자신의 기력에 맞추어야 한다. 기운은 없는데 두 시간씩 걸으면 운동을 마치고 녹초가 된다. 과도한 운동이 그마저도 남아 있는 기력을 쇠하게 만든다. 그러면 피로가 절대로 풀리지 않는다. 평소 피로를 자주 느낀다면 우선 20분 걷기를 시도해 본다. 걷고 난 후 몸에 무리가 가지 않음을 확인하면 다음부터 운동 시간을 10분 단위로 늘려 나가라.

가슴이 답답하거나 소화가 잘 안 되는 증상이 계속되면 소화기 내과를 방문하여 내시경 검사를 받게 된다. 역류성 식도염은 목 이물감과 위산 역류, 가슴이 화끈거리거나 답답함 등 아픈 증상이 나타난다. 보통 식도염 진단을 받으면 제산제 처방을 받아 복용하는 경우가 많은데, 위산 과다가 현저한 경우에는 효과가 있지만 너무 장기적인 복용은 위장 자체의 소화 기능을 더 떨어뜨리는 경우가 많으므로 되도록 기간을 정하고 증상이 심할 때만 복용하는 것이 좋다. 제산제 복용 후 목 이물감이나 기타 증상이 호전될 때 이제는 다 나았다고 생각하고, 육류나 빵 등을 드셔서 다시 증상이 심해지기도 하는데 이는 재발할 여지가 많고 병이 오래갈 수 있음을 암시하는 상황이다. 이럴 땐 원래보다 증상이 더 심한 경우가 많으며, 상복부 쓰림이 더 심해질 수 있다. 진맥을 보면 위장 맥이 부맥浮脈 즉, 떠 있는 경우가 많은데, 염증을 나타내는 맥상脈象이다. 목과 어깨가 결리기도 하고, 식후 더부룩하고 누르면 불편하고 갈비뼈 하단이 뻐근하기도 하다. 이때는 위장의 운동 기능이 많이 떨어지고 하복부가 차가운 경우가 많다.

  소화 기능이 좋아지면서 목과 어깨의 긴장도가 완화되면 통증이 덜하고 등 아픔도 점차 사라지게 된다. 치료받고 나아진다고 하여 빵이나 라면 등을 갑자기 먹으면 좋지 않다. 이런 경우 증상이 그전까지는 아니어도 다시 심해질 수 있다. 음식은 서서히 늘리며 변화를 주는 것이 중요하다. 처음에 죽만 먹을 수 있는 경우 좀 나아지면 죽에 밥을 좀 말아 먹고, 이후 밥에 반찬을 좀 늘려 먹으면 된다. 좀 나아졌을 때 살코기나 삶은 고기 위주로 육류 섭취를 늘리면 이후에는 구운 고기를 먹을 수 있다. 육류 섭취까지 온전하다고 판단되면 라면, 국수를 절반 정도 먹고 괜찮으면 빵이나 떡 종류를 먹으면 된다. 이 과정을 절대로 서둘러 실시하면 안 되고 1주일 정도의 기간을 두고 평가하길 바란다.

  오랜 기간 속이 좋지 않으면 아침 식사를 거르는 게 습관이 되기도 한다. 아침 음식 자체가 분해가 안 되면 점심때에 배가 고프지도 않고 소화도 잘 안 된다. 점점 살이 빠지는데 마른 위장병 환자들의 경우 소화력이 좋아진 이후 식욕이 증가하고 영양 흡수가 잘되어 살이 찌기도 한다.

  소화 기능이 좋지 않은 분의 혀 상태를 보면 흰색 설태 즉, 백태가 많이 끼어 있다. 백태가 두껍고 흰색이 선명할수록 소화력이 더 좋지 않고 오래되었다는 증거다. 백태가 많이 끼면 몸이 항상 찌뿌둥하고 무겁고 머리도 맑지 않다. 또한, 입 냄새가 심하게 나기도 하고 트림이 자주 나는 경우 내시경상 보통 위염을 진단받게 된다. 위장 부위 음식 적체를 해소하는 치료가 필요한데 이런 경우 **소고기뭇국**이 도움이 된다. 위장에 적체된 음식물의 분해를 도와주는 효능이 있다. 소고기는 맛이 달고 소화력을 높이고 몸의 부종을 줄이고 갈증을 없앤다. 또한 근골을 강하게 하여 허리와 다리를 튼튼하게 만든다.

  더불어 **전중**膻中**혈**을 꾹 눌러 주시면 좋은데 양 유두와 가슴 정중앙이 만나는 지점을 말한다. 손가락이나 지압봉을 이용해 해당 혈 자리를 꾹 눌렀다 떼는 방법으로 지압하면 가슴 답답, 흉통, 마음의 안정에 도움을 준다. 전중혈은 평소 스트레스가 많거나 화병이 있는 경우 손가락으로 살짝만 눌러도 아프다. 이 부분을 부드럽게 풀어 주어야 한다.

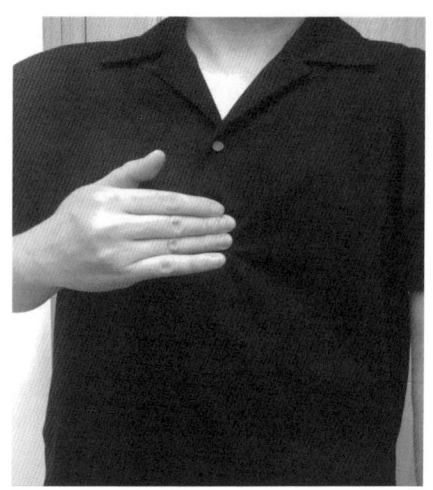

전중혈

손발이 차면서 혈압이 90/60mmHg 정도로 낮은 경우, 앉았다 일어설 때 현기증이 유발되기도 하는데, 이 역시 소화력이 떨어져 나타나는 현상이다. 이는 소화 흡수력 저하로 인해 우리가 섭취한 음식물의 영양물질이 피가 되는 과정이 잘 안 되는 결과라 보면 된다. 손발이 차고, 혀에 백태가 많이 끼는 증상이 동반된다. 이 경우에도 소고기뭇국이 도움이 된다.

17

두유頭維혈, 후계後谿혈
머리 아플 땐 여기 두 군데만 눌러 주세요

"저는 오십 대도 아닌데 오십견이 왔어요."

이렇게 농담 삼아 물어보는 환자들을 종종 본다. 웃으면서 말하지만 마음속에선 절대 웃을 수 없다. 왜냐하면 통증이 심하기 때문이다. 밤에 똑바로 자다가도 아픈 어깨가 바닥에 닿으면 뭔가 찌릿하면서도 묵직한 통증이 찾아온다. 그야말로 통증 때문에 잠에서 깨게 된다. 사람마다 팔이 올라가는 정도는 다르지만 팔을 올리면 주로 어깨 앞부분에 강렬한 통증이 나타나는 부위가 있다. 여기를 꾸준히 지압봉으로 풀어 주면 팔이 움직이는 가동성이 좋아진다.

위장이 좋지 않으면서 두통이 있는 경우 대개 앞이마가 주로 아픈 전두통前頭痛이 많고, 머리의 한쪽 측면으로 두통이 발생하며 지끈지끈한 편두통偏頭痛이 나타날 수 있다. 두통과 동시에 늘 머리가 띵하고 무거우며, 눈도 뻑뻑할 수도 있다. 이때의 두통은 일반적으로 커피,

소염 진통제 등을 먹어도 해소되지 않으며, 커피의 경우 잠깐 괜찮은 느낌이 들기도 하지만 잠시 후 소화가 더 안되면서 두통의 강도가 더 세어진다. 이때의 두통의 원인은 만성 위염 등의 위장 질환이므로 위장이 좋아지면 두통도 동시에 누그러진다.

앞머리 통증엔 **두유**頭維**혈**을 지압하면 좋다. 머리카락이 나는 부분의 이마의 바깥 모서리 부근이다.

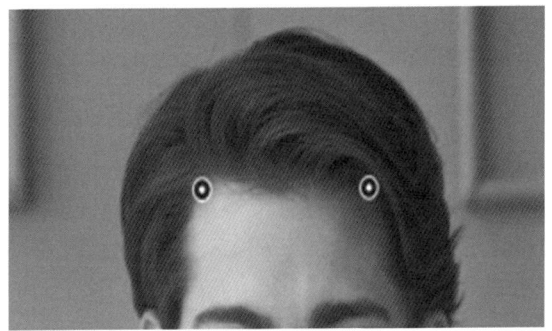

두유혈

야근이 많으면 야식하는 경우가 많다. 야간에 만두, 라면 기타 열량이 높은 음식을 자주 즐기게 되면 만성적인 위장 질환을 유발하며 더 나아가 편두통이 생기기도 한다. 가임기 여성의 경우 생리 주기와 양에도 영향을 미친다. 치료를 통해 증상을 개선할 수 있지만, 야식 습관을 줄이는 것이 우선일 것이다.

위장병 환자는 단맛을 특히 피해야 하는데, 그 이유는 쉽게 가스 창만을 유발하고 식욕을 떨어뜨리므로 위장의 운동 기능이 자연스레 소실되어 위염, 역류성 식도염 등의 만성 위장병을 초래하기 때문이다. 밀가루 음식, 커피, 초콜릿 등은 특히 안 좋은 식품에 해당한다.

두통이 있는데, 특히 고개를 숙이면 앞머리가 묵직하게 아픈 경우 원인은 담음이 원인인데, 담음으로 인한 두통을 한의학에서 담궐두통 痰厥頭痛이라고 부른다. 담음을 제거하는 치료를 받으면 나아진다. 현기증도 두통과 원인이 같으므로 치료법 역시 같다. 고개를 숙였을 때 증상이 심해지는 경우 목덜미를 만져 보면 상당히 뭉쳐 있는 경우가 많다. 위장이 증상의 원인이라 하더라도 목 근육을 풀어 주지 않으면 증상이 잘 낫지 않는다. 퇴근 후 샤워하면서 더운물로 뭉친 근육을 꾸준히 풀어 주면 도움이 된다.

목덜미 통증과 뒷머리가 아플 때는 **후계**後谿**혈**을 지압하면 좋다. 손날에서 새끼손가락으로 올라가다 걸려 올라가지 않는 지점이다. 지압 시엔 주먹을 살짝 쥐면 좋다.

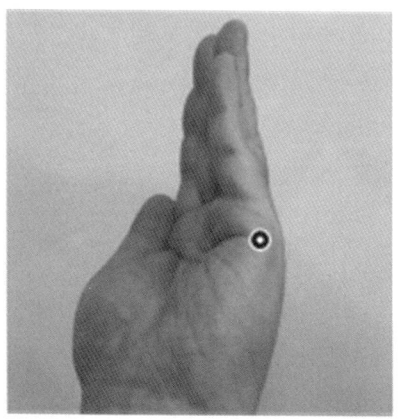

후계혈

18

영지버섯차
속 쓰린 사람들은 속에 열이 많더라

"얼굴에서 자꾸 열이 나요."

아직 폐경되지 않은, 심지어는 30대 후반의 여성도 이렇게 호소하는 경우가 있다. 월경은 하지만 생리량이 적거나 주기가 불규칙하면 얼마든지 열감을 느낄 수 있다. 이런 열감은 소화력이 떨어지면 심해지기도 한다. 소화력의 정도는 복부 근육의 단단함과 긴장도로 평가할 수 있는데 치료를 위해 주기적으로 방문하는 환자의 복부가 말랑말랑하면 요 며칠은 열감이 없지 않았냐고 물으면 그렇다고 대답하는 경우가 많다.

속에 열이 많다는 것은 위에 열이 많음을 뜻한다. 위에 열이 많아지면 염증이 잘 생긴다. 염炎의 한자가 '불꽃 염'이다. '불 화' 자를 위아래로 붙어 있으니 후끈거림이 몸 전체로 전달되는 기분이다. 실제로 화농 직전의 피부 염증을 만져 보면 주변 정상 피부보다 더 따뜻한 느낌이 든다. 소화기가 약하다면 속에 열이 많이 쌓이는 밀가루 음식을 너무 선호하는 식습관을 교정할 필요가 있다. 위염이 모든 위장병의 시작이라고 볼 수 있는데, 이후에 역류성 식도염 혹은 위궤양으로 발전하게 된다. 따라서 위가 좋지 않고, 목이 답답하고 이물감, 가슴 답답, 공복 시 속 쓰림, 목덜미와 허리 뻐근함, 혀에 백태나 황태가 끼는 증상이 나타날 수 있다. 혀에 황태가 나타난 것은 위장에 열이 아주 심함을 나타내는데, 이럴 땐 변비도 심해진다.

속 쓰림은 보통 공복 시 증상이 나타나는데, 위산 과다가 심한 경우 새벽이나 아침에 속이 쓰리고 아파 잠에서 깨기도 하며, 일반적으로 식사 후 30분 정도는 속이 편해졌다가 1시간 정도 지나면 다시 쓰림이 나타나 종일 은은하게 쓰리고 아픈 증상을 보인다. 증상이 나타날 때마다 제산제를 남용하면, 나중에 같은 용량의 약물로 효과가 나타나지 않는 상황이 벌어질 수도 있으므로 제산제는 증상이 심하여 견디기 힘든 상황이 아니라면 절제하는 것이 좋다.

위궤양 환자들의 경우 육류나 밀가루 음식의 소화에 대한 부담감은 적지만, 섭취하면 속 쓰림이 더 심해지므로 절제하는 것이 좋다. 속 쓰림을 줄이려면 **영지버섯차**를 마시면 좋다. 영지버섯은 달고 정신을 안정시키고 몸에 부족한 혈을 보충하는 작용이 있다. 더불어 궤양을 제어하는 작용도 하지만 무엇보다도 마음을 편하게 하는 작용이 강하다. 위궤양의 원인 중 정신적 스트레스가 차지하는 비중을 고려한다면 적절한 음식 처방이라 할 수 있다. 꾸준히 복용하면, 종일 속 쓰린 증상이 점차 개선되어 새벽에만 속이 쓰리다가 낮에는 괜찮은 경향을 보이고, 심한 변비일지라도 대변 소통이 좋아져 2일에서 3일에 1번 수준으로 배변을 할 수 있게 된다. 속에 열이 많은 경우 갈증도 많이 나타날 수 있으나 속 쓰림의 개선 후 같이 나아지게 된다.

공복 시 속 쓰림이 많으면 새벽에 잠을 자주 깰 정도로 심할 수 있으며, 속이 늘 답답하고 아랫배가 살살 아플 수 있다. 위염이나 역류성 식도염보다 위궤양에서 대변이 묽고 자주 보는 증상이 보인다. 그리고 위산 분비가 많아 분해가 잘되어서 과식하는 경향이 강하므로, 치료를 위해선 육류나 밀가루 음식을 중심으로 절식하는 것이 치료에 도움이 된다. 치료가 잘되면 속 쓰림의 빈도와 강도가 줄어들게 되며, 기름이 많은 고기를 제외하고 살코기와 같이 담백한 육류로 인한 속 쓰림 유발 효과는 감소하게 된다.

소화가 잘 안되면서 위산 과다가 나타나는 경우는 주로 위 식도 역류의 증상이며, 가슴쓰림이 많이 나타난다. 보통 소화력이 괜찮은 사람도 갑자기 스트레스를 받은 후 고구마 등을 먹고 체한 후 소화력이 계속해서 떨어지기도 한다. 급체 후 해소가 안 되고 만성 소화 불량으로 발전된 경우엔 가슴 쓰림이 나타날 때 호흡이 불편하며 가슴이 답답할 수도 있다. 낮에는 괜찮다가도 새벽 2시에서 4시경 쓰림이 많이 나타날 수도 있다. 사실 이 경우가 모든 위장 질환의 증상 중 가장 고치기가 어렵다. 왜냐면 위장 질환의 치료는 신체 컨디션이 좋고 순환이 잘돼야 잘 고쳐지는데, 날마다 새벽 속 쓰림으로 잠에서 깬다면 다음 날도 피로가 풀리지 못한 채 생활하게 되고 만성 피로로 이어질 수밖에 없기 때문이다. 육체 피로는 집중력이나 일의 능률이 저하되므로 정신 피로로 이어질 수밖에 없으며 결국, 스트레스가 과도한 상황이 되어 새벽에 속 쓰림 증상이 더 심해질 수 있는 것이다. 결국 잠을 먼저 개선할 것이냐 속 쓰림을 개선할 것이냐의 선택의 문제에 이르게 된다. 당장 수면 개선이 급하더라도 속 쓰림을 먼저 고쳐야 한다. 증상이 완전하게 없어진 후 내시경 검사를 받아 보면 염증이 개선된 소견을 확인할 수 있을 것이다. 검사상 좋은 결과를 확인하면 긍정적 치료 프로세스가 형성되어 좋아진 몸 상태를 오래 유지할 수 있다.

19

산조인차
심방세동 증상 완화에 좋은

"그러다 풍 맞는다."

시골의 어느 낯선 길을 걷다 물을 사기 위해 슈퍼마켓에 들렀다. 계산하고 나오는데 슈퍼 앞 테이블에 마주 앉은 두 어르신 중 한 분이 새우 과자에 소주 두 병째 드시고 있는 분에게 하시는 말씀이었다. 대낮에 술을 많이 마시는 사연이 무엇인지 알 수는 없고 단지 술을 좋아하셔서 그럴 수도 있겠다고 생각을 해 보았다. 풍은 중풍을 줄여 말씀하신 것인데 뇌졸중을 말한다. 뇌졸중에 걸리는 분들을 보면 고혈압 당뇨와 같은 질환을 오래 앓고 음주 흡연을 오랜 세월 동안 하신 경우 그리고 혈전 발생률을 높이는 심방세동 병력이 있는 경우가 많았다. 술을 지나치게 오래 섭취하면 뇌졸중에 걸릴 수도 있으니 젊어서부터 절제하는 것이 좋다.

부정맥은 심장의 리듬이 불규칙한 상황을 말한다. 심장은 온몸 구석구석 신선한 혈액을 내보내는 역할을 한다. 하지만 심장의 리듬이 불규칙하면 혈액 공급에 차질이 생긴다. 심장도 관상 동맥을 통해 혈액을 공급받아야 활동을 차질 없이 수행할 수 있다. 관상 동맥이 막히거나 좁아지면 협심증이나 심근 경색이 유발되는데, 이를 관상 동맥 질환이라고 부른다. 뇌혈관에도 영향을 주는데, 심장 리듬의 이상은 혈전을 유발할 수 있다. 혈전은 뇌혈관을 막히게 할 수 있고 그러면 뇌경색이나 뇌출혈과 같은 중풍을 유발할 수 있으므로 부정맥이 나타나면 이런 질환이 유발되지 않게 조기에 관리하고 치료할 필요가 있다.

부정맥은 대개는 맥박이 한 번씩 쉬는 경우와 빨리 뛰는 증상이 많이 나타난다. 심한 부정맥이 아니라면 심전도와 심장 초음파 등의 검사에서 특별한 이상이 나타나지 않을 수도 있다. 왜냐면 검사 당시에 심장의 이상이 나타나야만 검사 결과에 나타날 것이기 때문이다. 이런 이유로 24시간 측정 기기를 사용하기도 하지만 여기서도 별 이상이 나타나지 않기도 한다.

진료 중 많이 경험하는 부정맥의 유형은 우선 심장에 이상이 발견되지는 않았으나 리듬이 불규칙한 경우, 어릴 적부터 판막에 이상이 있었지만 잘 모르고 지내다 나중에 발견한 경우, 심방세동을 진단받은 경우, 부정맥으로 인한 중풍 등의 합병증을 예방하거나 재발 방지를 위한 치료 목적으로 방문하는 경우 등이다.

이 중 심방세동은 평소에도 불규칙한 심장 리듬이 갑자기 더욱 불규칙하면서도 빨리 뛰는 상황을 말한다. 심장 박동의 이상이 짧게 나타나기도 하지만 길게 나타날 수도 있다. 이것이 만성화되면 혈전을 생성하게 된다. 혈전은 뇌졸중을 유발하는 인자로 알려져 있다. 많은 뇌졸중 환자에게 보이는 소견이 술, 담배를 10년 이상 꾸준히 많이 하였고, 심방세동을 앓고 있는 경우가 많다. 그만큼 심방세동이 있으면 뇌졸중에 걸릴 확률이 높아진다는 의미다. 아래 그림은 심방세동을 측정한 결과다. 규칙적인 박동을 보이다 하얗게 표시된 점처럼 순간적으로 불규칙하고 빠른 박동이 관찰된다.

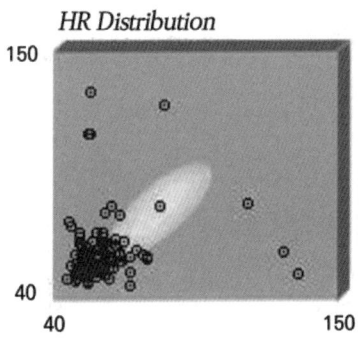

아래 그림은 심방세동을 치료 후 개선된 심장 박동을 측정한 결과다. 여전히 빠른 박동이 있으나 타원형의 정상 범위 내로 이동한 모습을 볼 수 있다.

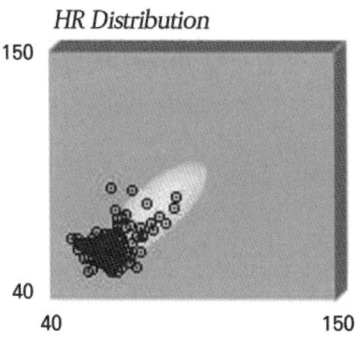

　심장 리듬이 지나치게 빠르면 불면증을 유발하기도 한다. 심장이 두근거리면서 마음이 불안해지는 것이 원인이다. 잠이 드는 데까지 걸리는 시간을 입면기入眠期라 부르는데 잠이 드는 게 어렵고, 중간에 자주 깨고, 화장실을 자주 가고 싶고, 다시 잠을 청해도 잘 오지 않는 것 역시 불면의 양상이다. 불면은 육체 피로로 이어진다. 불면을 유발한 정신적 피로와 그렇게 유발된 육체적 피로가 만성화되면 부정맥이 더욱 심하게 만들 수 있다.

　부정맥과 불면증 발생 이후엔 소화력이 떨어진다. 소화력이 떨어지면 상복부 팽만감으로 인해 가슴 답답함과 두근거리는 증상이 더 심해지는 경향이 있다. 그리고 안정이 안 되고 집중력 또한 떨어지게 된다.

　가슴이 자주 두근거리고 잠이 잘 오지 않는 증상엔 **산조인차**를 끓여 먹으면 좋다. 산조인은 멧대추의 씨를 건조한 것으로, 가슴의 화가 들어차 갈증이 나는 증상을 해소하고 위와 십이지장 기능을 촉진하여 소화 불량으로 배꼽 주변이 단단하고 아픈 증상을 풀어 준다. 체온은 정상이면서 심한 운동을 하지 않았음에도 얼굴이 늘 벌건 상태에 좋다. 햇볕에 타지 않았음에도 얼굴이 붉다면 심장에 혈血이 부족한 상황인데 심장에 혈이 부족하여 가슴이 두근거리고 불면증이 나타날 때 이를 해결하는 약재가 바로 산조인이다.

20
치자죽
입이 쓰고 배꼽 위에 박동이 느껴질 때

"입이 쓰다."

이런 증상을 치료받기 위해 한의원에 오는 환자가 의외로 많다. 쓴맛을 가진 음식을 먹고 나면 입이 쓴 것은 당연하지만 그런 것과 무관하게 증상이 지속되면 고민이 될 수 있다. 입이 쓴 이유를 일반적인 검사에서 밝힐 수 없다. 입이 쓴 증상은 신경성 소화 불량과 위염에서 주로 나타나는데 입맛이 적고 소식하며 기운이 없고 마음이 우울한 사람이 많은 편이다. 신경성이 원인이라면 사람에 따라 통증을 유발하기도 하고 예시로 든 것처럼 입이 쓴 증상을 유발하기도 한다.

입이 쓴 증상은 감기에 걸린 후 열은 내렸으나 잔기침이 멈추지 않고 인후가 마르고 눈이 어지러운 증상과 함께 나타나는 편이다. 감기에 걸리지 않더라도 입이 쓴 증상은 목과 입안이 마르는 증상과 함께 나타난다. 내부의 열이 위로 올라온 상황이며 이 열은 위 염증의 결과

물로 나타나기 쉽다. 신경성 위염에서 흔히 보이는 증상이다. 신경성 위염에 걸리면 식사 시 음식 섭취에 대한 부담이 크다. 적은 양의 섭취에도 부담을 느끼고 소화력이 나날이 떨어지고 기운도 빠지므로 더욱 예민한 성격이 된다.

'예민함'은 심각한 문제다. 예민함이 극에 달하면 본인 증상에 대한 가족들의 관심과 이해가 멀어지고 치료가 잘 안되거나 오래 걸리는 경우가 많다. 마음을 좀 내려놓고 저녁 식사 후 반드시 걷기 운동을 생활화하길 바란다.

입이 쓴 증상을 완화하기 위해 **치자죽**을 먹으면 도움이 되는데, 치자는 맛이 쓰고 차가운 성질을 지니고 있어 폐와 심장 그리고 위에 몰린 열을 내려 주어 가슴의 답답함과 마음의 번민을 줄여 준다. 아울러 눈 충혈이 잘 되고 코피가 잘 나는 증상을 해소한다. 치자는 특히 위 속에 정체된 열을 제어하는 효과가 커 그 열기가 입안으로 올라와 건조하게 만들고 입이 쓴 증상을 치료하며 가슴 열감도 해소한다. 치자를 우려낸 물로 죽을 쑤어 먹으면 된다.

소화력이 약하면 배에서 심장의 박동과 비슷하게 느껴지는 경우를 경험하셨을 것이다. 임신부라면 중기 이후에 태동으로 인해 복부에서 박동이 느껴질 수 있지만, 남성이나 임신부가 아닌 경우 배에서 박동이 느껴지는 이유는 신경성 위염 혹은 소화 불량증이다.

원래 복부엔 대동맥이 흐르는데 소화가 잘되는 정상인의 경우 이런 박동이 느껴지지 않는다. 물론 복부 대동맥 혈관이 부분적으로 팽창한 대동맥류가 나타날 때도 박동이 나타날 수 있다. 중년층 이상에서 오랜 기간 흡연을 해 왔다면 CT 검사나 초음파 검사를 받아 확인하는 것이 좋다. 여기에 이상이 없다면 위장 측면에서 다룰 문제다. 배에서 나타나는 박동은 증상은 주로 배꼽 바로 윗부분에서 나타나는 경우가 가장 흔하고 다음으로는 배꼽 아래에서 흔하게 나타난다. 소화력이 많이 안 좋은 사람들은 복부 여기저기에서 이러한 박동이 느껴진다. 명치나 배꼽 윗부분에서 뛰는 증상은 위 기능 저하일 때 나타나며, 등이 아프고 앞이마나 머리가 무겁고 아프며 집중력이 떨어지는 증상이 동반된다. 배꼽 아래가 뛸 때는 주로 변비나 설사, 하복부 통증 등이 있을 경우로 과민성 대장 증후군에서도 나타난다. 복부 여기저기서 심장의 박동 같은 게 느껴진다면 위장이 전반적으로 좋지 않음을 뜻한다. 이러한 박동은 대개 마른 체형의 신경이 예민한 분들에게 자주 나타나는 증상이지만 보통 체형인 사람도 업무상 혹은 기타 정신적 스트레스가 과도한 경우에도 나타나며, 스트레스가 많을수록 박동도 거세진다.

심신의 안정과 소화력의 회복에도 치자죽이 도움이 된다. 소화가 잘 안되면서 식사 후 명치가 항시 더부룩함을 호소하는 경우 배꼽 바로 윗부분이 단단하게 뭉쳐 있다. 식사를 안 하면 윗배는 좀 들어가 있고 말랑한 편이지만 배꼽 바로 윗부분은 식사랑 상관없이 뭉치게 된다. 이 부위는 해부학적으로 위의 출구이거나 소장이 지나가는 부위이며 아랫배에 가스가 잘 차는 경우 더 단단해진다. 소화기가 안 좋으면 등이나 어깨 근육도 뭉치지만 배꼽 주변 근육도 뭉친다. 반대로 생각하면, 소화기가 좋아지면 등이나 어깨 그리고 배꼽 바로 윗부분의 근육도 말랑말랑해지고 부드러워진다.

21
노니차
두드러기가 자주 발생한다면

흰밥에 얹어 먹으면 맛있는 미국산 깡통 햄, 누구나 좋아한다. 요즘은 별식으로 하와이안 무스비라는 음식도 즐겨 먹는 편이다. 밥에 미국산 햄과 계란말이를 올리고 김으로 싼 후 네모나게 썰어서 김밥처럼 먹는 음식이다. 그런데 여기 들어가는 햄에 따라 두드러기가 생기는 환자를 본 일이 있다. 미국산 깡통 햄을 먹으면 아무 이상이 없는데 국내산 깡통 햄을 먹으면 여지없이 눈두덩이 부으면서 두드러기가 난다고 했다. 물론 시간이 지나면 나아진다는데 이분이 미국에서 살다 온 사람도 아니고 햄의 돼지고기 함량도 비슷한데 왜 그런 일이 일어나는지는 원인을 밝히지 못했다.

두드러기는 원인은 화와 열이다. 위장에 열이 많이 쌓여 위염이나 장염이 되듯이 열이 과잉되어 피부에 표출되는 반응이 두드러기다. 두드러기는 먹은 음식물의 영향이 대부분이지만 가정 내 혹은 업무나

학업에서 유발된 정신적 스트레스가 원인이 될 수도 있다. 상한 음식의 결과로 일종의 식중독의 양상으로 두드러기가 나타나기도 하고 기름진 음식이나 즉석식품이 원인이 되어 두드러기가 유발될 수도 있으므로 이런 체질적 소인素因을 가진 분들은 음식을 조심해야 한다.

특정 음식에 대한 영향이 없는 두드러기 증상에 주기적으로 항히스타민제를 처방받아 복용하는 경우, 만성 소화 불량에 시달리고 약간 체한다 싶으면 두드러기가 발생하거나 항히스타민제를 복용하다 중단하고 약효가 떨어질 만한 삼 일쯤 되었을 때 주로 허벅지나 무릎 뒤나 위팔과 아래팔이 접히는 부분 등의 접히는 곳에 두드러기가 발생했다가 세 시간쯤 지나면 조금 완화되기도 할 것이다. 우선 위 운동 기능을 회복하는 데 주안점을 두고 치료받은 후 소화가 어느 정도 되는 상태에서 피부 면역에 관련된 처방받는 것이 좋다. 피부에 관련된 약재들이 소화력을 떨어뜨리는 경우가 많기 때문이다.

당뇨가 있으면 두드러기로 인한 가려움증이 더 심해지기도 한다. 당뇨가 오래되면 소화력도 떨어지고 팔다리가 저리고 아픈 경우도 생기는데, 전반적인 혈액이나 말초 신경 순환을 떨어뜨린다. 그러면 두드러기와 같은 피부 질환을 악화시키는 경향이 있다. 혈액 순환을 개선하기 위해 **노니차**를 복용하면 좋다. 노니는 약간 맵고 달며 따뜻한 성질을 가지고 있는데 피부 질환이 지나고 난 흔적을 회복하는 작용이 있고 만성 피로를 해소한다.

두드러기가 잘 생기는 경우 온천수에 몸을 담그면 증상이 좋아질 수 있다. 몸 안에 쌓인 노폐물을 제거하는 것이 치료의 목적이니 식사 후 좀 쉬었다가 땀이 푹 날 때까지 몸을 담근 후 바로 그쳐야 한다.

22
도토리묵
살찌고 싶어요

상체 열 내리기

상체 열로 불편을 겪는 사람이 의외로 많다. 현대 사회가 스트레스가 많기 때문이리라. 갱년기 여성이라면 생리가 멈추면서 여성 호르몬이 부족해진 결과로 상체 열이 발생하지만 젊은 사람에게는 당연히 스트레스가 일차 원인이고, 일인 가정이 늘고 즉석 음식 섭취의 증가로 영양 불균형 또한 원인일 것이다. 살아가면서 열받지 않으려고 마음을 다스리는 건 날마다 식탁을 닦는 정성이 필요하다. 너무 마음에 담아 두지도 말고 적당히 표출할 필요도 있다. 과도한 표출은 분노로 인한 강력한 화로 변하니 항상 적당하게.

많은 사람이 살 빼는 방법에 대해 관심이 많다. 하지만 살찌고 싶은 사람들도 의외로 많다. 특히 위장이 약하고 소화 기능이 떨어지신 분에겐 흔한 일이다. 너무 말라 있어 다른 사람 보기에도 너무 약해 보이는 걸 콤플렉스로 여기기도 한다. 살을 찌우려면 우선 몸에 영양이 남아돌아야 하는데, 살이 안 찌는 분들은 영양분의 흡수가 잘 안되고 그대로 배출되는 경향이 많고, 몸에 열이 많고 대사 기능이 항진된 경우가 많다. 갑상선 기능 항진증 환자가 많이 먹어도 살이 안 찌는 이유와 비슷하다. 몸에 열이 많으니 먹은 걸 금방 분해해 버리기 때문이다. 흡수는 소화력이 나아지면 되고, 몸의 열은 정상으로 낮춰 주면 해결될 것이다. 이런 과정에서 체중도 서서히 불어날 수 있다. 살찌고 싶으면 흔히 활동량을 줄여야 할 것 같지만 오히려 활동량을 늘려야 한다. 살이 잘 안 찌는 남성의 경우 육체적 움직임이 많았던 군 복무 시절에 살이 찌는 경우가 많다. 이런 경우 활동이 더 많아 에너지 소모량이 늘고 이를 위해 더 많이 먹은 것이 체중 증가로 이어진 것이다.

살이 안 찌는 사람은 몸의 진액이 부족하여 몸 안의 화나 열을 제어하지 못하는 것이다. 결국 진액을 보강하여 몸 안의 화나 열을 줄이면 살이 찔 수 있다는 얘기다. 그런데 진액을 보강하는 약재는 대부분 소화가 잘 안 되는 문제가 있다. 숙지황이라는 약재가 대표적인데 경옥고의 주요 재료다. 처음 만들 땐 생지황이었으나 아홉 번 찌고 말리는 과정을 반복하면서 숙지황인 된 것이다. 홍삼 역시 비슷한 방법으로 만든다. 우선 소화력을 정상적인 범위로 끌어 올린 후 경옥고를 복용하는 게 좋다.

이런 경우 **도토리묵**을 상시 복용하는 것도 살이 찌는 데 도움이 된다. 겨울이 오기 전 다람쥐나 청설모가 도토리를 먹고 살이 오른 모습을 보신 적이 있을 것이다. 도토리는 과거 구황 작물의 하나로 흉년에

허기를 달래는 목적으로 섭취하였다. 도토리는 위장을 튼튼히 만들고 만성 설사를 치료한다. 설사를 자주 하여 살이 계속 빠지는 경우 먹으면 좋다.

진료비 대신에 먹을 것으로 받는다면

행림杏林이라는 단어가 있다. 살구나무가 무성한 곳이라는 뜻인데 오래전 중국의 명의가 환자들로부터 진료비 대신 살구나무 묘목을 받아 심었고 나중에 살구나무 숲이 되었다는 데서 유래한 말이다.

진료비를 받지 않고 의술을 펼친다는 것이 요즘 세상에선 너무나 어려운 일이다. 우선 책임져야 할 가정이 없어야 할 것이고 생활에 필요한 기본적인 경비를 누군가로부터 지원을 받아야 할 것이다. 그러려면 많지는 않더라도 정기적인 보수를 받는 자선 단체나 일정 수준의 급료를 받는 국가 공무원이 되어야 할 것이다. 여기에 해당하는 국가 제도로 공중 보건 의사 파견이 있다. 대한민국에서 남자라면 군 복무의 의무가 있고 의사에게는 특별히 대체 복부 제도가 있는데 이것이 바로 공중 보건 의사다. 공중 보건 의사는 도심에서 근무할 수도 있고, 도로로 연결되지 않은 섬이나 산골에서 근무할 수도 있다. 웬만하면 다들 도심에서 근무하고 싶을 것인데, 외딴곳에서 근무하는 사람들은 일단 배치 시험에서 좋은 성적을 받지 못한 탓에 외딴곳으로 배정받은 탓이 제일 크다. 하지만 교통이 좋지 못한 곳에서 1년간 근무하면 나중에 원하는 지역에서 근무할 기회를 얻을 수 있다. 주로 병원선과 섬에서 근무하는 사람에게 혜택에 돌아가는데 섬이 많은 전라

남도가 압도적으로 많고 다음엔 인천 옹진군이 있고 경상도에선 울릉도와 통영 정도가 있다.

필자도 시험을 잘 못 쳐서 전남에 갔다가 병원선을 타게 되었다. '구원호'라는 이름의 기독교 의료 선교를 위한 배인데 여기서 근무한 1년간의 추억이 오래도록 떠오른다. 우선 국가에서 일종 수준의 급료를 받는데 혼자 생활하는 데는 큰 무리가 없었다. 이 섬 저 섬 다니는 재미가 쏠쏠했다. 나중에 따로 휴가 계획을 세워 다니기엔 비용과 시간이 많이 들고 당시 선장님한테 들은 얘기로는 배 한 번 출항할 때 기름값이 장난 아니라고 하신 말씀이 생각난다. 전기차가 앞으로 대세일 텐데 전기로 가는 배가 다니는 세상도 오지 않을까.

배에서 출렁거리는 건 배 바닥에 누워 한 숨 자면 되는데 나중에 땅을 밟으면 다리가 휘청거린다. 배를 타고 다니다 보면 나중엔 육지 멀미를 하게 된다. 섬들을 다니다 보면 모든 음식을 배와 섬에서 해결한다. 배에선 갑판장님이 밥을 만들어 주시고 선교하는 배이다 보니 섬에 있는 교회 예배당 의자를 치우고 침을 놔 드리고 나중에 지역 목사님과 섬 주민이 제공한 식사를 하였다. 이때 수산물은 모두 자연산이라는 점이 포인트다. 그리고 어쩌다 육고기를 주시는 경우엔 상당히 대접받는 기분이 들었다. 섬엔 육고기가 귀하니까. 침 맞고 바로 바다에 나가서 잡은 우럭, 삼치, 진료 전날 잡은 갑오징어 등 값으로 매길 수 없는 후한 인심에 마음이 평안해졌다. 여수 돌산 지역에서 진료할 땐 하루 100명 넘는 어르신이 방문하여 몹시 힘이 들었는데 풍성한 수산물로 가득한 남도 한정식은 물론 진료를 마치고 떠날 때 갓김치를 몇 통씩 주신 것도 기억이 난다.

　서울에 있는 내 한의원에서 진료할 때도 치료해 줘서 고맙다면서 간혹 삶은 달걀과 과일, 케이크를 사 들고 오시는 환자분들이 계신다. 이렇게 하는 분들은 대부분 어르신이다.

　꿈같은 얘기이지만 내심 모든 의사가 공무원이면 좋겠다고 생각해 본다. 나이가 들고 진료 연수가 늘어나면 호봉도 올라가고 원하는 지역을 정해서 진료하고 현지의 맛난 음식을 먹으며 즐거운 인생을 보내는 것도 좋을 것 같다. 진정한 자연인은 깊은 산속에 살지 않고 삭막한 도시에 살면서도 초연하다는데 나는 아직 준비가 안 되어 있다.

3장

마음 강하게

01

대추감자조림
세로토닌도 순환이 잘돼야 풍부해져

'왜 저렇게 땅만 보며 다닐까.'

길거리에서 지나가는 사람을 붙잡고 조상의 은덕이 넘쳐나니, 도에 대해 잠시 얘기를 나눌 수 있을까요, 라고 말하는 사람들이 주로 어떤 사람에게 말을 거는지 관찰해 본 적이 있다. 이들은 주로 강한 인상이 아니면서 자신감이 떨어진 모습으로 걷는 사람들을 노리는 것 같았다. 대가 센 사람에게 말을 걸다 자칫 화를 입지 않을까 하는 두려움도 있을 것이다. 모르는 사람에게 말을 걸고 설득하는 일이 쉬운 일이 아닐 테니. 자신이 없어 보이는 사람을 상대해야 성공률이 높으므로 종일 걸어 다니는 수고로움을 덜 수 있을 것이다. 길거리를 걸을 땐 당당하게 고개를 들고 걷자.

일반적으로 호르몬은 어떤 장기에서 소량이 생성된 후 멀리 있는 장기에 도달하여 그 장기의 기능을 조절한다. 주로 혈액을 타고 이동

한다. 혈액 순환이 잘 안되면 호르몬이 필요한 곳에 잘 도달하지 않으므로 호르몬을 받아야 할 장기가 그 기능을 잘 못하게 된다. 멀리까지 이동해야 하므로 호르몬은 일반적으로 안정적인 형태를 유지하는 편이다.

그런데 국소 장기에서 분비되어 그 장기의 기능 조절만 하는 국소 호르몬도 있다. 그래서 장기 자체에서 분비되어 스스로 기능을 유지하는 물질인 오타코이드(autacoid)라 부르기도 한다.

세로토닌은 겨울철에 부족해져 우울증을 유발한다고 알려져 있다. 사람의 기분이나 감정을 조절하는 신경 전달 물질로 중추 신경계에서 합성한다. 사람이 신경 쓸 일이 많고 원하는 바를 이루지 못하는 상황에선 우리 몸 스스로 분비량을 늘리기도 한다. 그래도 전체적인 총량이 부족하면 우울한 마음이 들 수 있다. 불안증이나 강박 증상 역시 세로토닌의 부족과 관련이 깊다.

그런데 세로토닌은 위장관 활동을 촉진하여 소화 기능을 도와준다. 세로토닌이 부족하다면 소화력 역시 저하될 수 있다는 얘기다.

세로토닌은 부교감 신경을 자극하여 맥박을 느리게 한다. 그러면 가슴이 자주 두근거리는 증상이 완화하고 마음이 편해질 수 있다.

신경 정신과에서 많이 처방하는 SSRI 계열의 항우울제, 즉 선택적 세로토닌 재흡수 억제제가 바로 이 원리를 이용하는 것이다. 장기 복용 시 입 마름과 남녀 모두에게 성욕 감퇴와 건조증을 유발하기도 하지만 정신적으로 누그러뜨리는 작용을 한다. 그런데 의욕이 같이 떨어지는 문제가 생기기도 한다.

부교감 신경을 활성화하면 마음이 편해지는데 가벼운 걷기 운동부터 시작하면 좋다. 더불어 **대추감자조림**을 먹으면 도움이 된다. 대추, 감자를 함께 조림으로 만들어 섭취한다.

대추는 맛이 달고 성질이 따뜻하여 비위를 조화롭게 하고 심장과 폐를 윤택하게 하여 정신 소모로 소화력이 떨어진 것을 회복하며 불안으로 인해 빨라진 심장 리듬을 안정시킨다.

감자는 맛이 달고 폐를 윤택하게 하여 담을 삭히고 기를 아래로 내려 위장 운동을 돕고 대소장을 편안하게 하고 마음의 번열을 풀어 준다.

02
호두죽
강박증에 불안하고 잠까지 안 올 때

모임이나 회식 자리에서 여러 사람이 마주 보고 앉아 식사나 술을 마시는 동안엔 돌아가면서 한마디씩 하게 된다. 한 사람이 말하고 나면 듣던 다른 사람이 "맞아요. 맞습니다."라며 동조하거나 "그건 아닌 거 같은데요."라고 말하며 긴장감을 조성하기도 한다.

그렇게 시간이 지나면 일부 사람만 말하고 주변 사람들은 주로 듣는 역할을 한다. 모임 시간이 길어지면서 피곤해지기 때문이다. 그런데 대화에 잘 참여하던 사람 중 일부는 어느 순간 말수가 급격히 줄어들면서 엉뚱한 방향으로 시선을 보내거나 심지어 다른 테이블 사람들을 자주 바라보기도 한다.

순간적으로 의식이 멈춘 것 같은 모습을 보이는 이 증상은 강박이나 불안 혹은 우울감에서 나타나는 행동일 수 있다. 강박이나 불안은 이런 정서를 유발하는 명확한 대상이 있고 우울은 대상이 불명확한 특징이 있다.

　예를 들어 바이러스가 창궐하는 상황을 가정해 보면 눈에 보이지 않는 공포감은 불안한 감정을 만들 것이다. 불안을 잠재우기 위해 다른 사람과 만났을 때 악수를 꺼리거나 문고리나 특정 물건을 잡은 후 반드시 손을 씻는 행동을 반복하게 된다. 심해지면 결벽증의 양상으로 발전하는데 이것이 강박행동이다. 반면 우울감은 그 자체로서의 감정인 경우가 많으며 불안이 오래되고 스스로 제어되지 않는 상황이 되었을 때 우울한 기분이 드는 것인데 특정 대상 자체가 바로 우울감으로 발전하지는 않는다는 얘기다.

　불안과 강박은 언제나 행동으로 발전하게 된다. 조금만 낯선 상황에도 불안하면 가슴이 두근거리고 몸이 떨리게 되고, 강박 증상은 마음을 편하게 하기 위한 특정 행동을 반복하게 만든다. 반면에 우울은 의욕 저하를 유발해 행동을 부추기지는 않는다. 심하면 밖에 나가기도 싫어질 만큼 매사 의욕이 없다.

　이런 정서들은 한의학에서 원인을 화火와 담痰으로 구분할 수 있다. 화는 마른 체형인 분들의 원인인 경우가 많고 담은 약간 살집이 있는 분들에게 원인이 된다. 다만 담도 화로 인해 쌓이는 것이므로 궁극적으로 화가 원인이다.

　몸 안에 화가 쌓이면 가슴과 얼굴에 몰린다. 이는 불면증으로 이를 수 있다. 가슴에 화가 몰리면 가슴이 답답하고 눌리는 기분이 들고 이는 가만히 누웠을 때도 진정이 되지 않는데 가슴이 진정되지 않으면 잠이 드는 데 시간이 길어진다. 그리고 3시간도 되지 않아 중간에 잠을 깨게 되는데, 이때 '3시간' 숙면이 굉장히 중요하다. 야간에 3시간을 숙면하면 회복에 도움이 되고 즉, 잔 것 같다는 느낌이 드는데 이에 못 미치면 '회복'이라는 수면으로서의 제 기능을 발휘하지 못하게 된다.

따라서 불안, 강박, 우울의 정서를 조기에 치료하면 불면도 같이 고칠 수 있는 것이다.

마음의 강박과 불안이 불면으로 이어진다면 **호두죽**을 먹으면 좋다. 대추와 호두를 믹서기로 간 후 찹쌀과 섞어 푹 고아 죽을 만들어 먹으면 된다.

호두는 맛이 달고 따뜻한 성질을 가지고 있어 피부를 윤택하게 하고 모발을 검게 한다. 아울러 경락의 소통을 원활히 하여 피를 잘 돌게 하므로 두뇌를 활성화하고 기력을 보강하므로 숙면에 도움을 준다.

03
시금치해삼볶음
화병을 풀어내자

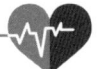

"눈물이 나는 걸 억지로 참으면 안 됩니다."

항상 진통제에 의존하는 만성 두통 환자를 만난 적이 있다.

"저도 알아요. 진통제 자꾸 먹으니 소화도 안 되고 위장이 안 좋아지는 기분이에요. 하지만 어쩔 수 없는걸요."

이 환자의 문제는 눈물도 마음으로 삼키는 것이다. 눈물을 참는 것도 주변을 의식한 탓이 크다. 물론 눈물이 메마를 정도인 사람도 있으나 눈물은 가둬 두지 말고 흘려야 한다. 그러면 머리가 맑아지고 아프지 않을 것이다.

화병火病은 가슴에 울화鬱火가 맺혀 있는 질환을 말한다. 울화는 막혀 있는 화라는 뜻이며 화가 막히는 부위는 주로 가슴이다. 가슴은 횡격막 상부를 뜻하는데 심장과 폐, 기관지, 식도가 위치하는 공간이다.

병을 유발하는 원인이 있다면 그 주변 장기에 해부학적 혹은 기능적 이상을 유발하는데 울화로 유발되는 질환은 대개 기능성이다. 검사를 해도 폐, 식도, 심장에 어떤 이상이 발견되지 않을 수 있다는 말이다. 결국 화병은 폐, 식도, 심장에 기능적인 이상을 유발할 수 있다.

부정맥과 역류성 식도염 그리고 기관지염을 의심할 수 있는 기침, 가래가 계속 발생하더라도 그 원인을 찾지 못하거나 대수롭지 않게 인식되어 별다른 치료 없이 경과만 볼 수 있다는 말이다.

검사상 문제는 없으니 밝은 생각하고 운동 열심히 하고 식사 규칙적으로 하세요, 라는 말만 들은 환자는 답답하기만 하다. 이렇게 해결될 문제가 아니란 걸 그 누구보다 잘 알기 때문이다.

화병 역시 어떤 검사로 드러나는 게 아니므로 불안이나 우울 혹은 공황 장애의 증상이 나타날 때 이를 억지로 누르는 치료를 받을 수 있는데 문제는 이런 치료가 기약이 없다는 것이다. 얼마간 치료받아 언제 낫는지에 대한 계획을 세우기 어려운 점이 가장 큰 문제다.

화병은 중년 여성에게 많이 발병한다. 아무리 세상이 빠르게 격변하고 사이버 인공 지능 세상이라도 한국엔 유교적 가치관이 팽배해 있다. 남자는 남자다워야, 여자는 여자다워야 한다는 프레임이 쉽게 사라질 수는 없을 것이다.

여성이 결혼하고 결혼 전 가졌던 꿈과 이상에 제약이 걸리고 믿었던 남편으로부터 실망하는 일이 오랜 세월 지속되면 나를 지지하는 자녀들이 있음에도 불구하고 마음 한구석 공허함과 상실감, 불안은 쉽게 사라지지 않는다. 이것이 화병의 요체다.

화병에 잘 걸리는 분은 어떤 신경 쓸 일이 있을 때 그 일이 해결될 때까지 고민하고 걱정하는 타입이다. 가슴이 답답하고 불안한 감정은 반드시 불면으로 이어지는데 체력도 약한 편이라 저녁 9시나 10시쯤 졸리기 시작하여 주무시면 새벽 1시 즈음 반드시 눈을 뜨고 이후로 누워만 있을 뿐 잠이 오지 않는 상황이 나타나게 된다.

화병이 기능성 심장과 위장 질환의 원인이 될 수 있는데 가슴에 몰린 화를 풀고 심장과 위장의 기능이 활성화해야 한다. 화병은 심장에서 혈액을 충만하게 공급할 수 있는 환경을 조성하면 치료된다. **시금치해삼볶음**을 먹으면 좋다.

시금치는 성질이 서늘하고 오장의 소통을 돕고 위에 쌓인 열을 해소하여 가슴으로 상승하는 것을 막고 혈액 생성을 도와 빈혈 해소에 좋다.

해삼은 바다의 인삼이라 불리며 맛이 달고 혈맥을 따뜻하게 하여 심장에서 내보낸 혈액을 전신으로 공급하여 신체를 윤기 있게 만든다.

04
천마차
기억력을 높이려면

'방금 내가 뭐 하려고 했지?'

갑자기 처리할 일이 너무 많으면 방금 생각한 게 무엇인지 생각이 나지 않는 경우가 있다. 나 같은 경우 이런 증상은 한의원을 개업했을 때 나타났다. 보건소 개설 신고, 사업자등록 신청, 카드 단말기, 의료 폐기물 업체 선정, 약재 거래업체 선정, 직원 채용, 전기 공사, 설비 공사 등 수많은 업무를 원장인 내가 전부 처리할 수밖에 없었다. 이는 일반 의원이나 치과도 마찬가지일 것이다. 산적한 일을 정해진 기간 안에 해야 하니 순간적으로 기억 회로에 과부하가 걸렸다. 방금 뭐 하려 했는지 도무지 생각이 안 나는 것이다. 이때부터 탁상형 달력에 그날 할 일을 메모하는 습관이 생겼다.

새해가 되면 올 한해는 어떻게 살 것인가에 관한 신념이라든지 계획을 머릿속에 간략히 정리한다. 노트에 메모하고 구체적인 계획을 세워 수행하지 않으면 며칠 지나 작년의 모습대로 생활하게 된다. 하지만 작심삼일作心三日인 경우가 많다. 다짐이나 계획이 머릿속에 계속 남아 있다면 반복해서 떠오른 심상이 실행으로 이어질 텐데 실제론 그렇지 않다.

어딘가에 기록하여 반복해서 외우지 않으면 망각의 세계로 진입하는 것이다. 한 살 더 먹으면서 망각의 대로는 더 넓어졌다.

엄밀히 말해 기억력 저하는 뇌 기능이 떨어진 것이다. 뇌세포가 제 기능을 하지 못하는 건 심장에서 뇌로 충분한 혈액 공급이 이루어지지 않는다는 뜻이다. 나이가 들면 심장에서 뇌로의 혈액 공급이 저하되므로 기억력이 감퇴하고 어르신의 경우 치매 걱정까지 하는 것이다.

심장의 혈액 공급 능력이 떨어진 건 심장 자체에 혈액에 부족한 상황이 나타났을 확률이 높다. 이를 심혈허心血虛라고 부른다. 이때 가슴이 두근거린다. 물고기가 메마른 강바닥 표면에 있으면 팔딱거리면서 발버둥 칠 것이다. 심장이 이런 상태에 놓인 것이다.

가슴 두근거림이 시도 때도 없이 나타나면 마음이 불안하고 가슴이 답답해지고 사소한 일에 잘 놀란다. 현기증이 나타나고 얼굴에 핏기가 옅어진다. 이런 증상들이 기억력 저하와 함께 나타나는 것이다.

심혈허가 유발되는 원인으로는 일단 대량이거나 지속적인 출혈을 유발하는 사고나 질환이 있는 경우다. 깊은 자상으로 출혈이 동반되거나 코피를 자주 흘리고 임신이 가능한 연령대 여성의 경우 자궁의 문제로 생리 주기와 관계없는 출혈이 반복되는 경우를 예로 들 수 있다. 위염이나 위궤양으로 인해 위 출혈이 나타나고 영양 부족으로 인한 빈혈이 오래가는 경우도 포함할 수 있다. 심혈이 부족하면 어혈이 잘 생겨 가벼운 타박에도 멍이 잘 들고 기氣의 흐름을 방해한다. 그러면 가슴이 답답해질 수 있다.

기억력 감퇴를 치료하려면 심혈을 충만하게 채워 주고 인체의 어혈과 기의 정체를 해소하면 된다. **천마차**를 마시면 좋다.

천마는 약간 맵고 무릎 관절의 움직임을 원활하게 하고 혈액의 흐름을 좋게 하고 진정 작용이 있다. 아울러 두면부의 신경학적 문제를 개선한다. 고혈압성 두통에 천마가 좋은 이유다.

건망증 고치는 한약

오랜만에 할머니 한 분이 오셨다. 아흔이 넘으셨고 한의원 근처 빌라에 혼자 사시는 분인데 몇 년 전까지는 딸이 근처에 살다가 조금 먼 곳으로 이사했다.

"한의원이 이사 간 줄 알았어. 요 앞을 몇 바퀴를 돌았는지 몰라. 지나가는 사람 아니었으면 끝까지 못 찾을 뻔했어."

"오랜만에 오셔서 그런가 봐요. 오늘은 어디가 불편하세요?"

한의원 길 찾는 얘기를 오래 했다가는 삼십 분도 넘게 같은 얘기를 반복할 거 같아 바로 본론으로 들어갔다.

"어. 내가 요새 입이 바짝바짝 말라. 혀끝까지 말라. 이거 침으로 안 될까?"

침도 도움이 되지만 일단 몸속의 진액이 부족한 것이 원인이라며 탕약을 드시면서 침을 맞으시면 어떻겠냐고 여쭸다. 일단 침 며칠 맞아 보고 약은 결정하겠다고 하여 그리하시라고 말씀드리고 침을 놔 드렸다. 할머니의 침 값은 무료다. 정확히는 국가가 부담하는 의료보호 대상자다.

"내가 이것도 동사무소 가서 직접 신청한 거야. 우리 사위가 나보고 정말 똑똑하대."

의료 보호 대상자 자격을 스스로 획득했다는 자부심이 역력한 할머니는 한의원 출입문을 열고 나가셨다.

"내일 또 올게."

다음 날 약속대로 다시 찾아온 할머니는 오늘은 별일 없이 잘 찾아오셨는지 길 찾기에 관해선 아무 말씀도 없으셨다.

"나 약 지어 줘. 어제 침 맞으니까 좀 나은 거 같아."

"이왕 약 쓰시는 거 몸에 좋은 녹용도 넣으면 어때요?"

"녹용? 나 녹용 넣지 마. 죽을 때 힘들어서 못써."

그렇게 약 처방을 하고 할머니는 이삼일에 한 번씩 침을 맞으러 오셨다. 날마다 침을 맞으면 기운이 빠져 못 쓴다면서.

보름쯤 지나 또다시 한의원을 찾느라 애를 먹었다고 하셨다. 한의원 건물 입구에서 지하에서 올라온 사람이 문 안 열어 줬으면 여기 들어오지도 못했다고 하시면서. 한의원 건물 메인 출입문은 누가 열어줄 필요가 없는 자동문이다. 더군다나 건물엔 지하층도 없다.

"할머니 혹시 치매 검사는 받으셨어요?"

"어. 검사받았지. 치매는 아니래. 치매가 아니고 건망증이래."

"건망증이요? 건망증이 심해도 그럴 수 있을 거 같아요."

"내가 치매약을 먹은 지 오래돼서 치매는 아니래. 건망증이 심하니 자주 가는 곳과 자주 만나는 사람 주소랑 전화번호를 적은 종이를 꼭 가지고 다녀."

그렇게 말씀하시는 할머니의 눈이 초롱초롱했다. 그건 정말 잘하셨네요, 라는 말을 하려는 찰나 할머니가 먼저 말씀하셨다.

"혹시 건망증 고치는 한약은 없어?"

05
둥글레구기자죽
심신心腎 안정으로 뇌를 편안하게

"저녁마다 술을 한 잔씩 마셔 봐."

버스를 타고 가다가 무심코 옆자리에 앉은 20대 여성의 통화 소리를 듣게 되었다. 일부로 들으려고 한 건 아니지만 지하철이나 버스에서 큰 소리로 통화하는 사람들이 하나둘 꼭 있지 않은가. 여자는 술로 자신의 심리적 우울감을 극복했다고 자랑스럽게 말했다. 정신적으로 고통받고 잠이 안 오면 그대로 지내지 말고 밤마다 포도주나 소주 반병씩 마시면 지낼 만하다고 말했다. 이미 20분 이상 이어진 여자의 저녁 술 전도는 내가 버스를 내릴 때까지 멈추지 않았다. 여자에겐 술이 신경 안정 약물과는 다른 원리로 마음의 안식을 가져다준 것으로 보인다. 하지만 알코올이 몸에 미치는 영향을 생각한다면 너무 자주 마시는 건 좋지 않다.

흔히 심신心身이라고 하면 몸과 마음을 뜻한다. 육체와 정신이 안정되면 몸에 큰 병이 생기지 않을 것이다. 우리가 살면서 받는 정신적 피로도는 나이가 든다고 더 줄어들지는 않는 것 같다. 우리가 앞일을 모르고 살면서 닥칠 일에 대한 불안으로 마음이 편치 않을 것이기 때문이다. 가족에 대한 걱정, 나이가 들면서 건강 문제에 대한 공포감이 그 예다.

정신적 피로는 육체적으로 튼튼한 젊은 날은 회복하기 쉽다. 정신의 요동을 육체가 감당하기 때문인데 체력적인 문제가 있으면 정신적인 문제를 더 견디기 힘들어진다. 따라서 줄어들지 않는 정신적 피로도를 줄이는 방법은 육체적인 보강이다.

몸과 마음의 안정은 뇌를 편안하게 해 준다. 이를 우리 몸의 장기와 연관시키면 심신을 심신心腎으로 바꿀 수 있다. '심'은 심장을 말하고 '신'은 비뇨 생식기를 포함한 인체의 원기를 다루는 장기다.

심장의 안정은 정서적 안정과 관련이 깊고 이는 정신의 안정으로 이어진다. 한의학에서 신은 인체의 기초 생활을 가능하게 하는 물질인 정精을 생성하고 뼈를 주관하고 뇌로 통한다고 말한다. 바로 중추 신경계와 내분비계가 연결된 상황을 설명하고 있다.

중추 신경을 중심으로 뇌는 대뇌 피질, 소뇌, 중뇌, 연수 등으로 구분하는데 대뇌피질은 정신 활동과 관련되고 소뇌는 운동이나 몸의 평형을 잡는 기능이 있고 연수는 호흡이나 순환 등 생명 활동과 관련되어 있다.

우리가 불안이나 분노 그리고 긴장감을 느끼면 이러한 정서는 뇌의 변연계(limbic system)를 통해 시상 하부를 자극하면 뇌하수체에선 부신 피질 호르몬(ACTH)이 분비되어 교감 신경을 흥분시킨다. 그러면 심장 박동이 빨라지고 몸이 긴장되고 소화 효소 분비가 줄어든다. 몸이 응급 상황에 대처하기 위한 경계 태세로 바뀌는 것이다.

이러다 마음이 편해지면 부교감 신경이 활성화되어 소화 효소 분비가 늘어나고 몸이 이완된다. 정신적 스트레스를 받고 식사하면 체할 수 있는데, 마음이 편해야 소화가 잘 되는 것이 이런 이유다.

신이 내분비계와 연결된 예는 성호르몬 분비에서 찾을 수 있다. 남성의 고환은 안드로겐을 분비하여 정자 생성은 물론 남성의 이차 성징을 나타내고 안드로겐의 결핍은 성욕 감퇴로 이어진다. 여성은 난소 호르몬인 에스트로겐과 프로게스테론의 작용이 뇌하수체의 통제를 받고 있다.

심장과 신의 정상적인 기능은 뇌의 기능을 안정시키므로 정신과 육체의 기능적 조화를 가능하게 한다. 이럴 땐 **둥글레구기자죽**을 먹으면 좋다. 둥글레와 구기자를 1:1로 배합하여 우려낸 물을 찹쌀로 죽을 쑤어 먹으면 된다.

둥글레는 맛이 달고 체내 영양 부족으로 근육이 위축되고 피부가 거친 증상을 해결한다. 더불어 불안으로 인해 심장 두근거림을 해소한다.

구기자는 성질은 차가우며 정혈을 보강하여 눈을 맑게 하고 육체를 튼튼하게 만든다. 또한 스트레스를 받아 가슴에 몰린 열을 풀어 준다.

06
전복돼지고기장조림
오후만 되면 늘어진다고요?

"자도 자도 피곤해요. 뭐 좋은 거 없을까요?"

만성 피로는 현대인과 항상 붙어 다닌다. 그런데 일하지 않고 집에서 놀아도 피곤한 건 마찬가지다. 오히려 적당히 움직이는 게 덜 피곤하다. 적당히 움직이는 것이 인체의 대사 기능을 높이는 방법이다. 체력이 떨어졌으니 운동 시간을 두 시간씩 늘렸다는 환자를 만나면 우선 진맥을 보고 맥이 너무 약하면 20분 정도 천천히 걷기 운동을 추천한다. 운동을 오래 하면 근력을 키울 수는 있으나 과도한 운동은 몸을 더 피로하게 만든다. 피로가 개선되는 정도에 따라 운동량도 늘리는 것이 좋다.

나른한 오후 아무것도 하기 싫을 때가 있다. 점심 식사 후 나타나는 반응이 나이별로 다르다. 10대나 20대는 점심 식사 후 격한 운동을 해도 좋다. 오후에도 활력이 떨어지지 않기 때문이다. 30대는 격한 운동은 하지 못해도 가벼운 산책을 추천한다. 40대와 50대부터는 점심 식사 후 짧은 취침을 해야 한다. 그래야 오후 업무를 감당할 수 있기 때문이다.

똑바로 누워 자는 것이 좋으나 사무실 책상에 엎드려 자는 것도 좋다. 짧은 수면이지만 신속한 피로 개선에 좋다.

짧은 취침에도 불구하고 매사 의욕이 없고 만사가 귀찮고 말을 하기도 싫다면 무기력증에 빠진 것으로 볼 수 있다. 무기력증으로 나타날 수 있는 증상으로는 만성 피로, 불면증, 식욕이 없어 많이 먹지 않아도 체중은 자꾸 늘어나고 자고 나면 손이 붓는 증상, 근육이 아프고 저린 증상, 추위를 잘 타는 증상이 나타날 수 있다. 혀가 좀 부은 느낌이고 백태가 선명하게 드러난다. 모발이 얇아지고 잘 빠져 탈모로 진행될 수 있다. 심장이 너무 빨리 뛰거나 느리게 뛰는 증상이 나타날 수도 있다. 빈혈, 기억력 저하, 소화 불량, 변비 혹은 설사, 성욕 감퇴가 특징이다.

무기력증은 상대적이므로 평소 체력과 면역력이 좋다면 가볍게 지나갈 수도 있지만 그렇지 않다면 생활 자체가 어렵고 외출이 부담스럽고 수액 주사에 의존하기도 한다. 하지만 수액 주사는 매우 단기적인 효과를 발휘한다. 반짝하고 몸이 나은 것 같으나 며칠 내로 원상태로 돌아간다. 아무래도 우리 몸 스스로 만든 영양물질이 아니므로 몸 밖으로 배설 후 효능이 줄어들 수밖에 없다.

만성 피로가 있다면 보양식을 꾸준히 먹으면 좋다. 단백질 섭취를 늘려야 하는데 육류를 선호하는 경우 소고기, 돼지고기, 오리고기 등 아무거나 먹어도 무방하지만 삶아서 먹는 것이 좋다. 구워서 먹는 경우 기름을 지나치게 섭취하여 콜레스테롤 상승으로 이어져 혈액 노폐물 증가로 피로가 더 심해질 수 있기 때문이다. 해산물에선 새우, 해삼, 전복이 좋다. 다만 새우는 알레르기를 유발하는 경우가 많아 피부에 열이 많아 쉽게 붉어지고 땀이 잘 나지 않는 경우 삼가는 것이 좋다.

불면이 지속되면 만성 피로가 되고 무기력증으로 이어지는 순서를 밟게 된다. 저녁 식사 후 규칙적인 운동 그리고 영화감상, 독서, 게임 등 취미 활동을 하면서 낮에 일어났던 일 생각을 줄이는 것이 좋다.

무기력증은 몸 안에 체액의 정체 혹은 부족 현상을 유발한다. 체액이 늘어나는 경우 자고 나면 손이 붓는(얼굴과 손발이 모두 붓기도 함) 증상이 나타날 수 있다. 정체된 체액에 노폐물이 섞이면 비만으로 이어질 수 있고 몸이 무거워지니 활동 시 추가 에너지가 필요한 결과 심장이 더 빨리 뛴다.

체액이 부족한 경우 얼굴 혈색이 창백해지고 빈혈과 어지럼증이 나타날 수 있다. 체액 부족은 피부를 건조하게 만들고 모발에 공급되는 영양을 차단하여 모발이 가늘어지고 쉽게 빠지게 만들어 탈모를 유발할 수 있다. 이와 더불어 기억력이 떨어질 수 있다.

성욕 감퇴는 의욕 감퇴와 관련이 있다. 만사가 귀찮으니 성생활에 대한 욕구마저 저하된다. 관심이 줄어들면 기능적으로도 약해질 수 있다.

무기력증의 치료는 간단하다. 기를 보하면 된다. 기를 보하면 대변이 묽어 화장실을 자주 가는 증상도 해결된다. 기는 인체의 추동 에너지이므로 심장을 튼튼히 하여 심장의 박출력을 강하게 만든다. 기가 보강되면 소화력이 개선되기 때문에 음식이 위장에 정체되지 않고 영양도 충실하게 만들 수 있다.

무기력하다면 **전복돼지고기장조림**을 먹으면 좋다.

전복은 대표적인 보양 음식으로 만성 피로로 다리에 힘이 없는 증상을 해소하는 데 도움을 주는데 녹용만큼 효과가 빠르다.

돼지고기는 성질이 차가우며 기혈을 모두 보강하며 오후 눈앞이 핑 돌고 어지러움을 해소한다.

한의사에게 보약은 환자가 나아졌다는 말 한마디

"원장님은 더 젊어지셨네요."

이런 말은 대개 오랜만에 만나는 사람들의 인사말이다.

"맨날 좋은 것만 드시나 봐요."

이런 말로 이어지면 진심이다. 실제로 주변 한의사 선배들이나 한의대 교수님들을 보면 또래보다 젊어 보이는 경우가 많다. 환자의 우스갯소리처럼 몸에 좋은(정확히는 자신의 체질과 증상에 맞는) 한약을 주기적으로 챙겨 먹는다. 한약재가 첨가된 건강 증진용 식품이 아니라 스스로 좋은 약재를 배합하여 자신만의 처방을 만들어 복용하는 셈이다. 모든 한약의 공통적인 원리는 기혈 순환의 개선이다. 순환이 좋아지면 드러나지 않는 몸 구석은 물론 얼굴의 혈색이 밝아지는데 오랜만에 보는 사람으로선 상대의 얼굴이 좋아 보일 수밖에 없다.

"아직 고우세요."

젊은 사람이 연세가 많은 할머니에게 흔히 건네는 인사말이다. 나이가 들어 주름이 생기는 건 막을 수 없으나 피부의 혈색과 부드러움은 크지 않은 노력으로 유지할 수 있다. 꾸준한 피부 관리로 외적인 상태를 유지하고 한약으로 내적으로 피부 순환을 개선하는 방법이 바로 그것이다.

한의원에서 진료하다 보면 별의별 사람들을 다 만난다. 누가 봐도 술이 얼큰하게 취해 와서는 침을 놔 달라고 요구하기도 한다. 술을 마신 후면 기가 문란해지므로 침을 놔 드릴 수 없다고 말해도 "난 바른 생활만 해. 누가 문란하다 그래."라고 대기실에서 고래고래 소리 지르는 사람도 있다.

한약값을 떼어먹는 사람도 있다. 물론 개원한 지 몇 년 안 되었을 때 일이다.

"오늘 카드도 없고 현금도 얼마 안 가져왔으니 원장님이 자상하게 잘 설명해 주셨고 서로 믿고 내일 오후에 계좌 이체할 테니 계좌 번호 알려 주세요."

다음 날 아침 정성껏 약을 달여 오후에 택배사로 넘겼다. 오후에 한약 비용은 입금되지 않았다. 한약을 받고 주려나 보다, 라고 생각하고 다음 날을 맞이했다. 여전히 입금되지 않기에 간호사더러 전화해 보라고 했더니 전화를 계속 받지 않는다고 말했다. 나중엔 전화기가 꺼져 있다는 음성 안내만 나온다고 말했다. 전화를 안 받으니 그냥 입금 부탁드린다는 문자 메시지만 남겼다. 그 후로도 여러 번 연락을 시도했으나 헛수고였다. 주변에서 개원한 다른 한의사와 점심 식사하면서 이런 얘기를 했더니 자기도 그런 경험이 있다면서 경찰서에 신고했더니 그제야 대금을 내겠다는 연락을 했다고 말했다. 그날 오후, 경찰에 신고할까 고민하던 중 약값을 떼먹은 환자로부터 연락이 왔다.

"제가 다른 사람한테 돈을 빌려주었는데 며칠 전 일부를 받기로 했는데 못 받았습니다. 며칠 내로 수금되면 반드시 입금해 드리겠습니다. 죄송합니다."

다시 한번 속았다. 기다렸지만 무소식이었다. 너무 여기에만 몰두하고 있으면 다른 환자 진료에 차질이 있을 거 같아 그냥 잊기로 했다. 처음 본 환자에겐 약값을 받지 않으면 한약을 지어 주지 않기로 맹세하면서.

어느 날, 퇴근 무렵 치료받은 지 10개월이 지난 환자에게서 이메일이 왔다. 여름에 미국에서 입국하여 역류성 식도염을 치료받은 교포분이 다시 미국으로 돌아간 후 보낸 메일이었다.

"안녕하세요. 원장님. 기쁜 소식 전할게요. 얼마 전 받은 내시경 검사에서 식도 괄약근이 정상으로 돌아왔대요. 염증도 하나 없고요. 감사합니다."

메시지를 확인하자마자 약값을 떼인 억울함이 눈 녹듯 사라졌다. 탁한 마음을 비우고 나니 정신이 맑아졌다.

07

오이바나나주스
불안하면 혈압도 올라간다?

언제 가장 가슴이 두근거리는가? 가만히 보면 자신의 차례가 임박했을 때인 거 같다. 남들 앞에서 발표하거나 자기소개 할 때 심지어 놀이 기구를 타기 위해 줄을 서는 중 다음에 탈 차례가 되었을 때 등이다. 시험도 공부한 것을 시험장에서 쏟아붓기 직전 기다림의 시간이 가장 두근거릴 때이다. 이성에게 사랑을 고백하는 순간까지 기다리는 순간 역시 가슴이 두근거린다. 그런데 기다림이 끝나고 자기 일에 몰입하고 있다면 자신도 모르게 가슴이 두근거리지 않는다. 그러므로 어떤 상황이든 시뮬레이션을 자주 하면 두근거림을 줄일 수 있다. 이미 그 상황에 들어가 있는 훈련이기 때문이다.

불안은 마음이 편치 않은 상태를 말한다. 무엇이 마음을 불편하게 할까? 아마도 보이지 않는 것에 대한 두려움일 것이다. 지금 당장 해야 할 일과 해결해야 할 일에 대해 준비하고 결과를 기다리는 과정에서 생긴 불안이든 몸의 사소한 변화에 대해 생각을 확장하여 지금 겪는 증상이 큰 병으로 이어지고 목숨을 잃는 건 아닐까 두려워한다.

건강에 대한 불안은 죽음에 대한 두려움이 실체라고도 볼 수 있다. 하지만 이런 불안은 절대로 갑자기 생겨난 것이 아니다. 오래전부터 그 씨앗이 뿌려져 있었다.

불안의 씨앗은 우리가 사회적 동물이라는 관점에서 다른 사람과의 관계에서 유발된 것이다. 다른 사람에는 내 가족, 지인, 친구 모두 포함된다. 특히 내 삶을 유지하고 도움이 되는 긍정적인 관계가 무너졌을 때 불안의 씨앗이 뿌려진다.

친구는 많지 않았지만 나를 제대로 이해해 주고 어려울 때(반드시 금전적인 문제가 아닐지라도) 힘이 되어 주었던 친구가 불의의 사고로 죽거나 변심하여 멀어진 경우를 예로 들 수 있다. 친구 대신 사랑하는 배우자, 연인이나 부모님이 될 수도 있다.

불안 장애는 아무래도 여성들이 취약한 편이다. 중년 부인들은 젊은 시절부터 시댁(시어머니나 시누이 등)과 불편한 관계를 유지하는 경우가 많고 자신이 기대고 마음의 위안을 받을 남편이 자신의 편이 아님을 깨달을 때 불안의 씨앗이 가슴에 심어진다.

아이들이 어릴 때 남편이 다른 살림을 차려 집을 나간 경우, 사업을 이유로 늦은 귀가가 생활화되거나 귀가하지 않는 날이 많은 경우, 시댁에서 고립된 기분을 받는 경우 등을 예로 들 수 있다.

이렇게 심어진 불안의 씨는 점점 자라난다. 그리고 수시로 얼굴을 내미는 불안을 누르기 위해 인내심도 커 간다. 다른 사람이 보기엔 참

강한 사람이구나, 어떤 일도 잘 견뎌 나가겠지, 하고 생각한다. 실상은 그렇지 않은데 말이다.

젊은 시절은 그럭저럭 지낸다. 하지만 불안이 너무 감당되지 않거나 과로로 체력이 떨어지면 증상이 심해진다. 체력이 굉장히 중요한데 나이가 들면서 체력이 떨어지면 정신을 올바로 건사하기 힘들어진다. 체력이 튼튼하면 불안이 올라올 때 일이나 운동 등 몸을 쓰면서 이를 상쇄할 수 있으나 체력이 약하다면 온전히 내 정신으로만 극복해야 한다. 쉬운 일이 아니다.

불안 장애가 나타나면 가슴이 두근거리고 소화가 안되고 잠이 안 온다. 이것이 불안 장애의 3대 증상이다. 불면에 대해선 불안증의 강도에 따라 수면 유도제, 신경 안정제, 항불안제 정도로 해결할 수 있지만 잠이 정말 오지 않는다면 졸피뎀, 벤조디아제핀 계열의 약물을 복용해야 잠들 수 있다. 사실 수면제라기보다 마취약에 가까울 정도로 강도가 세다.

가슴 두근거림이 심하고 소화가 안된다 싶으면, 예를 들어 가벼운 음식을 먹었음에도 전날 섭취한 음식이 분해되지 않고 남아 소화 불량이 나타나는데 이때 혈압이 급상승하는 경우가 있다. 수축기 혈압만 두고 볼 때 약하면 160mmHg 더 높으면 200mmHg 이상이 나오기도 한다. 불안으로 유발된 증상이 나타나고 두려운 마음이 있는 상황에서 혈압을 측정하기에 혈압 수치가 높게 나온다.

불안 장애로 상승한 혈압은 잠시 안정을 취하면 정상으로 내려온다. 혈압이 올라 수도 없이 응급실을 방문하나 검사상 특별한 이상은 없다는 얘기를 듣고 귀가하게 된다. 잦은 방문 후엔 신경 정신과 방문을 권유받게 된다. 약한 농도의 신경 안정제라면 일정 기간 처방받아 급한 불을 끄는 것도 합리적이다.

불안 장애로 혈압이 올라가는 분들은 하나같이 조급하다. 댁에 계실 땐 다리를 소파에 올리고 베개 없이 10분 정도 누우면서 심호흡하면 조금은 나아질 것이다.

하지만 원인을 제대로 알고 치료하려면 오래전 불안의 씨앗이 심어진 이유를 먼저 파악해야 하고 그동안 받았던 검사가 정상이므로 증상의 발현과 일시적인 혈압 상승으로는 절대 죽지 않는다고 안심해야 한다.

가슴 두근거림과 소화 기능을 개선하면서 심장을 튼튼히 하고 체력을 올리는 치료를 받으면 불안 장애를 해결할 수 있다. **오이바나나주스를 마시면 좋다.**

오이는 맛이 달고 서늘하며 소변을 시원하게 보는 데 도움을 주고 몸 안에 수기水氣가 정체되어 가슴이 두근거리는 증상을 해소한다.

바나나는 맛이 달고 성질은 차가우며 가슴에 열이 몰려 답답한 증상을 해소한다.

08
천궁차
만능 두통약

"이마가 아파요. 일을 할 수가 없네요."

환자뿐 아니라 필자도 자주 경험하는 증상이다. 주로 어릴 적부터 소화 기능이 약한 사람에게 자주 나타나는 통증이다. 통증이 심하여 주먹으로 이마를 문지르고 툭툭 두드리다 보면 어느새 이마가 벌게진다. 추운 곳에 오래 머물러 찬 기운 때문에 몸살이 난 경우에도 이마가 아플 수 있는데 욕조에 더운물을 받고 이십 분 정도 몸을 담그면 통증이 줄어든다.

일상생활을 하다 잠시 멈춰야 할 때가 있다. 너무 앞으로만 나아가다가 쉼표를 찍어야 할 순간이 오기 때문이다. 삶을 일시 정지시키는 증상 중 하나가 두통이다. 두통만큼 삶의 질을 떨어뜨리는 질환이 없다. 일에 몰두하거나 다른 사람과 대화를 나누기도 힘들기 때문이다.

두통은 머리 아픈 증상일 뿐이지만 원인은 매우 다양하다. 머리 아픈 부위에 따라 선행 질환의 여부에 따라 다양한 두통이 발생한다. 두통은 몸이 쉬어야 한다는 일종의 알람 장치다. 이때 그냥 쉬면 나아지는 두통도 있으나 생명에 위급함을 알리는 의미로서의 두통도 존재한다.

일단 일상에서 빈번하게 나타나고 생명에 위협적이지 않은 두통에 대해 알아보겠다. 대표적인 질환이 긴장성 두통과 편두통이다. 현대인이라면 누구나 겪을 수밖에 없는 증상이다.

긴장성 두통은 쉬어야 낫는 두통의 대표다. 과로나 스트레스가 주요 원인인데 하루 중 피로가 쌓이는 오후나 저녁에 통증이 몰려오는 경향이 있다. 머리가 무거운 증상이 함께 나타나기도 하고 목덜미가 뻐근하고 아프다. 점점 머리 앞쪽으로 이행하여 눈까지 뻐근한 느낌을 호소할 수도 있다. 피로도와 관련이 깊으므로 진통제는 근본적인 해결책이 되지 못한다. 불안 장애나 공황 장애, 우울증을 겪는 분들은 우울증약이나 신경 안정제가 더 효과적인 경우가 있다.

편두통은 주기적으로 조이는 듯한 통증, 묵직한 통증, 콕콕 찌르는 듯한 통증이 사람마다 다양하게 나타난다. 학업이나 직장 업무에 시달리는 젊은 사람에게도 발생하는 특징이 있으나 갱년기 이후엔 만성화하는 게 편두통의 특징이다. 두통이 나타나는 시간이 정해져 있는 편이고 두통이 나타나는 내내 불편을 초래한다. 자극적인 빛과 소리에 대해 예민하여 통증이 더 심해짐을 느끼고 소화력이 떨어지는 경우가 많아 구역질과 구토를 하는 경우도 많다. 소화력 저하가 정신적 스트레스의 결과로 유발되는 경우가 많으므로 앞서 설명한 긴장성 두통과 함께 나타나기도 한다.

긴장성 두통이 나타나는 경우 고개를 뒤로 젖히고 수 초간 머무는 자세를 유지하고 편두통의 경우 통증 부위를 손가락 끝으로 지압하면서 일과를 유지하다 퇴근 후엔 더운물 샤워를 하면서 목덜미와 머리를 마사지하는 것이 도움이 된다.

기타 두통은 일상적이지 않고 자칫 늦은 대처가 생명에 영향을 줄 수도 있다.

우선 뇌종양으로 인한 두통은 수개월에 걸쳐 서서히 나빠지는데 아침에 통증이 심해지는 경향을 보인다. 배변 시 지나치게 힘을 준다든지 머릿속 압력을 높이는 행동 시 통증이 세어지고 잦은 구토 시 의심할 수 있다. CT나 MRI 검사를 통해 문제를 확인하고 해결해야 한다.

뇌내출혈 그리고 지주막하 출혈(뇌를 둘러싼 지주막 아래 혈관의 출혈) 역시 극심한 통증을 유발할 수 있다. 모두 수 시간 내에 혼수가 나타날 수 있는 심각한 질환이므로 3시간 내 빠른 조치가 필요하다. 뇌종양처럼 구토가 발생할 수 있고 혈압 상승과 관련이 있으므로 혈압을 낮추고 뇌압을 줄이는 즉각적인 조치가 생명을 보전하고 후유증을 줄이는 방법이다. 뇌출혈의 경우 반신마비 증상이 빠르게 나타나므로 한쪽 팔다리의 마비, 특히 엄지와 검지의 힘이 빠지는 증상이 오래 지속된다면 뇌혈관 질환의 가능성을 두고 조기에 검진을 받는 것이 좋다.

또 그냥 넘어가서는 안 될 질환이 뇌수막염이다. 주한 미군 라디오 방송을 듣다 보면 뇌수막염(meningitis) 예방에 대한 캠페인을 홍보하는 내용이 자주 나온다. 뇌수막 역시 뇌를 둘러싼 막은 여기에 염증이 생기는 질환을 말한다. 무균성, 세균성 혹은 바이러스성으로 발병하는데 세균이나 바이러스성이라면 사람 간 전염 가능성이 있으므로 주의해야 한다. 서서히 심해지는 두통이 특징이다.

뇌종양, 뇌출혈, 지주막하 출혈, 뇌수막염은 응급조치가 필요한 질환이다. 두통과 잦은 구토가 특징이므로 머리가 아프면서 토를 자주 한다면 이들 질환에 대한 가능성도 생각해 두는 것이 좋다.

긴장성 두통과 편두통은 정신적 스트레스와 육체적 피로와 관련이 깊으므로 과로하지 않고 충분한 휴식을 취하는 것이 필요하다. 이럴 땐 **천궁차**를 복용하면 좋다.

천궁은 약간 맵고 따뜻한 성질이 있으며 기혈의 흐름을 원활하게 만들고 어혈을 제거하고 가슴의 억울한 감정을 해소하는 데 좋다. 아울러 일상에서 자주 접하는 여러 종류의 두통 해결에 도움을 준다.

09
박하차
망상과 불안을 누그러뜨리려면

"녹색을 자주 보세요."

겨울에 우울증 환자가 증가하는 건 아무래도 일조량의 부족과 관련이 있다. 바스락거리고 쉽게 부서지는 낙엽처럼 마음도 연약해진다. 반대로 5월은 마음의 병을 치료하기 매우 좋은 시기다. 연두색의 탄력이 넘치는 잎사귀를 자주 보면 마음에 생동감을 부여한다. 골프를 치신다면 골프장에 자주 나가고, 걷기를 좋아한다면 녹음이 우거진 둘레길을 걷는 것이 좋다. 집 안에 사계절 푸른 잎을 유지하는 공기정화 식물 화분을 두고 자주 바라본다면 겨울철 마음을 정화하는 데 도움이 될 것이다.

망상은 현실과 동떨어진 생각이다. 다수의 생각과는 달리 혼자 그것이 맞다 생각하는 것이다. 물론 다수가 틀린 생각을 할 수도 있겠지만 본인이 환경적, 인격적으로 고립된 상태가 나타나면 망상이 나타난다. 사회나 타인으로부터 피해를 받았다는 생각은 피해망상이 되고 실제 존재하는 것보다 확대하여 생각하는 것은 과대망상이라 부른다.

과대망상은 피해망상으로부터 시작되기도 하고 피해망상이 과대망상으로 확대하기도 하므로 양자를 엄밀히 분리하기는 어렵다.

피해망상과 과대망상과 같은 질환은 우울증하고는 보호자나 가족들의 태도에 차이가 있다. 망상증은 가족들이 직접 피해를 겪을 수도 있으므로 처음에 따뜻한 보살핌을 주었던 사람도 점차 거리를 두고 심지어 떠나기도 한다. 여기서 환자는 분리 불안증이 생길 수 있다.

우울증은 처음엔 너무 처져 있고 침울한 모습이 자신에게도 전염되는 거 같아 피하다가 우울증이 심하여 자살 충동의 모습을 보이면 더욱 가까이 있으면서 보호하려는 경향을 보인다.

피해망상, 과대망상과 우울증 모두 바람 앞의 등불 같은 존재이나 환자가 느끼는 외로움은 망상 환자에게 더 크게 나타날 수 있다. 망상증 환자를 떠난 보호자도 처음부터 떠나진 않았을 것이고 긴 시간 지켜보다 나머지 가족들에게도 피해를 주는 모습에 질려 떠나기로 마음을 먹은 것이다.

피해망상은 기존에 몸담은 사회 조직에서 내쳐지는 상황에서 나타난다. 본인 생각으로는 토사구팽이 될 수 있으나 다른 사람은 그렇게 생각하지 않을 수도 있는 게 문제다.

회사를 위해 헌신한 직원, 남편을 위해 헌신한 아내, 교수님을 위해 연구와 잡일을 했으나 학위 수여가 늦어지는 대학원생 등이 믿었던 회사, 남편, 교수님으로부터 버림받는다면 피해망상은 복수심과 증오 더 나아가 폭력성으로 변할 수 있다. 마음을 진정시키기 위해 술을 자주 마셔서 알코올 의존성이 나타날 수도 있다.

조직에 대한 충성도가 높았던 사람의 상실감은 이루 말할 수 없으며 과도한 스트레스가 신체화 반응으로 나타날 때 위산 과다증이 나타나기 쉽고 위십이지장 궤양을 앓는 빈도가 높아진다. 여기에 술을 자주 마시면 궤양이 더 심해질 것이다.

위십이지장 궤양에 걸려도 본인 스스로 소화가 잘된다고 생각한다. 다만 신경을 많이 쓰고 긴장 상태에 놓여 있으므로 대변이 항시 묽은 편이고 가슴과 목이 화끈거리고 속이 쓰려 낮에도 힘들고 밤에는 잠이 잘 오지 않는 증상이 나타나기도 한다.

망상이나 우울증 모두 치료하기 쉽지는 않으나 망상은 분리 불안 증세로 이어지기 쉬우므로 가족의 희생과 헌신이 필요하다. 언제 버림을 받을지 모른다는 불안감에 보호자에 대한 의존적 성향이 강하기 때문이다.

불안을 잊기 위해 술을 자주 마시는 습관은 좋지 않다. 정신적 안정을 위한 심리적 안정과 환기가 필요하다. 이런 경우 **박하차**를 마시면 좋다.

박하는 맵고 서늘한 성질을 지니고 있어 땀을 통해 정체된 기를 소통시키고 머리와 눈을 맑게 한다. 소화를 도와 위장관의 음식물 정체를 풀어 준다. 방향성 정유 성분이 풍부한 박하는 가슴을 시원하게 하는 청량감을 준다. 정체된 기운을 발산하는 데 도움을 주고 후박은 상기되어 얼굴이 붉을 때 그 기운을 아래로 내리는 작용을 한다.

10
방풍나물훈제오리고기볶음
무력감에 우울하고 입맛까지 없을 때

"도무지 먹고 싶다는 생각이 없어요."

최근에 체중이 많이 빠졌다면서 무력감을 호소하는 환자의 말이다. 입맛이 없는 건 첫째 생활의 의욕이 떨어졌음을 보여 주는 것이고 둘째는 위장 운동이 떨어져 있다는 것이다. 결국엔 같은 얘기이기는 한데 식사 전 섭취한 음식물이 여전히 위장에 들어차 있다는 뜻이다. 저녁에 퇴근 후 더운물에 적신 물수건을 배에 대고 배꼽을 중심으로 시계 방향으로 여러 차례 문질러 주는 걸 꾸준히 하면 위장 움직임이 나아질 수 있다.

무력감이란 인체 내외의 자극에 대한 저항성을 상실한 상태라 표현할 수 있다. 내적인 무력감은 면역력과 관련되어 몸 안에 질병을 일으키는 외부 인자에 대한 방어력이 떨어진 상황이다. 외적인 무력감은 외부 활동을 위한 근력이 저하된 상태라 볼 수 있다. 힘이 없어 외부 신체 활동을 오래 하지 못하는 상태를 말하는 것이다. 걷기 운동을 10분만 해도 지치거나 마당에 잡초를 잠깐만 뽑아도 어지러워 빨리 집 안에 들어가 드러눕고 싶은 마음이 드는 경우가 이에 해당한다.

실제 근력이 보기보다 떨어지지 않다면 외부 활동에 대한 자신감이 저하된 경우인데 이런 증상의 주요 원인은 우울감이다. 반드시 심각한 우울증이 아니더라도 마음이 위축되어 있으면 신체 활동 자체가 저하되는데 거리를 걸어도 전방을 응시하지 못한다. 땅바닥만 보며 힘없이 걸을 뿐이다. 일부러 고개를 들고 걸어 봐라, 아무도 당신에게 신경 쓰지 않아, 라고 조언해도 고개가 쉽게 들리지 않는다면 우울감의 정도가 심해지고 있다는 증거다.

무력하고 우울감이 있다면 당연히 입맛이 없을 것이다. 입맛이 없는 상황은 전신의 기의 소통이 안 되는 것이 원인이다. 한의학에서 우울한 감정은 기를 막히게 한다고 설명한다. 기를 따라 혈액이 다니므로 결국 혈액 순환도 안 되는 것이다.

마른 체형의 사람은 저렇게 말랐으니 골골하지, 라고 생각할 수 있겠지만 정상이거나 과체중인 사람이 이런 증상을 호소하면 주변에서 심지어는 가족들까지도 이해하기 힘들어한다. 마음 꽁하고 있지 말고 밖에 좀 나가라, 덩치는 큰데 먹는 거는 왜 이리 깔짝거리냐 등의 소리를 들을 수도 있다.

그런 말이 듣기 싫어서 평소보다 더 많이 먹어 보는데 결과는 헛구역질에 이은 구토가 나타날 수 있다. 이런 경우 부드러운 죽 종류부터 음식을 단계적으로 늘려 가야 한다. 밥보다는 반찬의 종류와 양을 늘리고 무기력을 극복하기 위해 삶은 고기를 섭취하는 식습관을 가지고 저녁 식후엔 동네 한 바퀴 산책하면 좋다. 반드시 긴 시간 동안 운동할 필요는 없다.

무력감, 우울감, 입맛 없음의 순서로 증상이 나타나는데, 치료는 반대로 해 나가면 된다. 먼저 소화력을 증진하여 입맛을 살아나게 하고 이는 삶의 욕구나 활력을 재생시킨다. 그러면 마음이 안정되고 영양이 충분하면 기력이 회복되어 무력감에서도 탈출할 수 있다. 이럴 땐 **방풍나물훈제오리고기볶음**을 먹으면 좋다.

방풍나물은 맛이 달고 매우며 따뜻한 성질을 가지고 있어 전신의 통증을 줄여 준다. 머리와 눈과 옆구리 통증을 해소하고 그득한 가슴을 풀어 우울감을 줄여 준다.

오리고기는 서늘한 성질을 지니고 있어 가슴에 몰린 화를 제어하고 소변을 시원하게 배출하고 위장의 기운을 북돋아 주어 속을 편안하게 하고 육체적 무기력을 해소한다.

11
죽순죽
나도 혹시 공황 장애?

 흔히 과호흡 증후군 환자에게 볼 수 있는 증상인데 지나친 스트레스로 갑자기 맥박이 빨라지며 숨 쉬기 힘들어하는 환자가 있다. 공황 장애도 심하면 이런 증상이 나타나는데 이럴 땐 느리게 심호흡을 하는 것이 좋다. 소위 복식 호흡하면 좋은데 코로 숨을 크게 들이마시면서 아랫배를 부풀어 오르게 한 후 들이마신 숨을 입으로만 내뱉는 방법이다. 평소 쓰는 호흡법이 아니므로 꾸준한 연습이 필요하다.

 가을에서 겨울로 넘어가면 일조량이 점점 부족해진다. 사람이 햇볕을 많이 못 쬐면 마음이 우울해지기 마련이다. 잘 알다시피 멜라토닌이라는 물질이 부족해지기 때문이다. 멜라토닌이 부족하면 우울증, 불면증이 찾아오기 쉬운데 평소 스트레스가 많은 경우 공황 장애가 유발될 수도 있다.
 갑자기 심장이 두근거리고 숨이 막히는 거 같고 목을 조이는 듯한 느낌이 나타나는 증상이 나타나는 질환이 공황 장애다. 여기엔 다른 정신 신경학적 문제와 마찬가지로 불안한 마음이 자주 든다.

모든 정신 질환의 출발은 불안이라고 볼 수 있다. 공황 장애 증상이 나타나면 보통 1시간 내 수그러드는데 가벼운 증상이 오래 지속되기도 한다. 불안 때문에 멀리 나가는 것을 두려워하게 되고 몸의 사소한 변화에도 민감해지게 된다.

증상에 대해 자꾸 인터넷 검색을 하고 그것과 자기 모습을 연결하려고 하고 자꾸 뭔가를 확인하려 검사를 자주 받게 된다. 이러한 건강 염려증 역시 공황 장애에서 볼 수 있는 증상이다.

지금 열거한 증상들을 중심으로 부수적인 증상들이 나타나는 빈도가 늘어나면 스스로 공황 장애가 아닌지 의심해 볼 수 있다.

지나치게 긴장을 잘하여 식은땀을 잘 흘리고, 가슴이 답답하고 통증이 있거나 속이 울렁거리고 토할 거 같은 느낌이 들 수 있다. 여기에 현기증이 자주 나타나고 몸, 특히 상체 얼굴 부위로 열이 오르는 느낌이 나타날 수도 있다. 그리고 호흡하는 것이 불편할 수 있는데 특히 코와 목이 답답한 느낌이 들기도 한다. 하지만 목과 코 안에 특별히 뭔가 들었거나 하지는 않는다. 기분상 그런 느낌이 드는 것이다.

공황 장애 환자는 생각보다 많다. 심장에 특별한 이상이 있는지 확인차 검사받는 사람의 상당수가 공황 장애 환자라는 말도 있다.

공황 장애의 치료에 대해 약물 요법과 심리 치료 등으로 정신을 안정시키도록 돕는 것이다. 실제로 마음을 내려놓고 편해져야 증상이 호전되는 건 사실이다.

그래서 공황 장애를 치료하는 데 제일 필요한 건 "스트레스에 대해 둔해져라."이다. 공황 장애의 가장 흔한 원인이 스트레스이기 때문이다. 사소한 일에 가슴이 두근거리는 것이 공황 장애의 출발이기 때문에 스트레스 상황이 발생하면 즉시 다른 일에 몰두하는 것이 좋다.

독서나 운동, 악기 연주, 노래 부르기, 아무 생각 없이 몸을 힘들게 하는 육체노동에 몰두하는 것이 좋은데 이는 스트레스를 다른 것으로 전환하는 방법이다.

공황 장애는 뭉친 기를 흩어 소통시키는 것이 중요한데, **죽순죽**을 먹으면 좋다.

죽순은 맛이 달고 담을 제거하고 소변을 시원하게 보게 한다. 복부와 가슴 사이 소통을 원활하게 하여 가슴 부위에 막힌 기를 소통시켜 정신적 스트레스를 해소한다.

12

백복령차
울렁거리는 가슴 안고

　배를 타고 먼 섬으로 이동하면 속이 울렁거리면서 어지럽다. 이미 말했듯이 필자는 공중 보건의로 병원선을 타고 섬들을 돌아다니며 진료 활동을 했었다. 항상 목포에서 출항하였는데 한 시간 정도의 거리는 배 안에서 아무렇지도 않았지만 완도군에 있는 섬처럼 여섯 시간 정도 배를 타거나 파도가 일정 수준 이상으로 높은 경우엔 배가 상당한 수준으로 흔들렸다. 이럴 때 바닥에 머리를 대고 누워 있어야 한다. 배에 타고는 있으나 파도에 몸을 맡기는 것이다. 집 안에 있을 때 갑자기 울렁거리며 어지러운 경우에도 머리를 바닥에 붙이고 그대로 누우면 증상이 가라앉을 것이다.

　속이 울렁거리는 증상은 소화력이 약하고 위 속에 분해가 덜 된(혹은 분해는 되었지만 위 출구에서 소통이 부진) 액상의 음식물이 오래 남아 있는 경우 나타나는 증상이다. 대개는 기능성 소화 불량 환자에게 많이 보이나 위산 과다로 공복 시 속 쓰림을 자주 겪는 분들도 경험한다.

그렇다면 가슴이 울렁거리는 증상은 어떤 상황일까? 가슴엔 위처럼 음식물을 저장하는 장기가 없다. 역류성 식도염이라면 역류한 위 내용물로 인해 식도가 팽만하게 되고 이때 국물이나 식사 중 물을 많이 마신다면 가슴이 울렁거릴 수 있다. 따라서 역류성 식도염 환자들은 식사 중 혹은 직후 물을 많이 마시는 것이 좋지 않다. 차라리 공복에 따뜻한 물을 조금씩 자주 마시는 것이 좋다.

또 다른 상황은 노이로제나 히스테리가 유발된 경우다. 흔히 신경증이라고 말하는데 사람마다 증상의 정도는 다르나 대인 기피 성향이 강하다는 것이 공통점이다. 타인과 마주할 때 지나치게 긴장하거나 아니면 과거에 경험한 사건이 무의식 속에 남아 있다 한 번씩 올라오는 경우 이런 증상이 나타나는데 가슴이 공허한 기분이 든다. 예를 들어 남편과 따로 살다가 시부모님과 함께 살게 된 며느리가 받는 스트레스가 신경증을 유발할 수 있다. 가슴이 답답하고 뭔가 소통이 되지 않는 증상은 비슷하나 숨쉬기 힘든 증상이 나타나는 공황 장애와는 구별된다.

얼굴에 생기가 없는데 의미 없는 웃음을 흘리기도 한다. 미소하고는 거리가 멀다고 볼 수 있다.

전신에 힘이 없는데 전형적으로 심장의 기가 허한 상황이다. 조금만 걸어도 숨이 차기 때문에 외부 활동을 꺼린다. 외부 기온과 상관없이 조금만 움직여도 땀이 주르륵 흐르는 것도 불편하다. 이때 땀이 목덜미에서만 나고 이마에서 나지 않는 상황이 벌어진다면 얼굴이 늘 상기된 기분이 들고 머리에 열이 갇힌 느낌이 든다. 그러면 초조하고 불안한 마음이 심해진다.

노이로제나 히스테리의 정신적 유발 인자가 사라지면 증상들은 차근차근 사라질 테지만 사람과의 관계 문제에 있어 상대가 갑자기 바뀔 것을 기대하기가 어려운 게 현실이다.

일단 육체적인 문제 특히 심장의 기를 보강하여 정신적 피로도에 대한 내성을 키워야 한다. 당장 집 밖에 나가는 것이 힘들면 집 안에서라도 분주하게 움직일 힘이 필요하다는 얘기다. 그러다 보면 더 적극적으로 바뀌게 되고 활동 영역 또한 넓어지게 된다.

가슴 울렁거림을 해소하기 위해 가슴에 몰린 기의 흐름을 풀어 줄 필요가 있다. 이런 경우 **백복령차**를 마시면 좋다.

백복령은 소나무 뿌리에 기생하는 균사체로 담백한 약성을 가지고 있으며 가슴이 답답함을 해소하는 정체된 습을 제거하여 소화를 촉진하여 울렁거림을 완화하며 숨 쉬는 데 편안함을 준다.

13

달래무침
적응에 문제가 있다면

"그때는 어쩔 수 없이 다른 애들을 따를 수밖에 없었어."

대개 학교에서 따돌림을 당하는 경우를 보면 분위기에 맞지 않는 소리를 자주 하고 지나치게 이해력이 떨어지는 학생들이 많은데, 여학생의 경우엔 너무 예뻐도 그런 일이 벌어지는 것 같다. 이 여학생이 어른이 된 후 그때 자신을 따돌렸던 친구를 다시 만났을 때 했던 말이라고 한다. 어떤 아이를 따돌리는 데 있어 양심의 가책을 받았으나 따돌림당한 아이를 돕다 자신도 따돌림당할까 두려웠다는 얘기다. 모나지 않게 살고 튀는 행동을 삼가는 것이 따돌림을 당하지 않는 법이라 할 수 있지만 예쁜 건 어쩔 수 없는 것 같다. 이런 경우는 일부러 추레한 모습으로 다녀야 할까?

적응이라고 하면 어떤 사람이 처음 접하는 낯선 환경에 순응하여 잘 살아가는 것을 떠올리게 된다. 어린이가 처음 어린이집이나 유치원에 가거나 초등학교에 입학한 후 상급 학교에 진학하고 군에 입대하거나 직장에 취업하면 새로운 환경에 적응해야 한다.

새로운 환경에선 새로운 사람들을 만나야 한다. 이들과의 소통이 잘되면 특별한 스트레스를 받지 않고 잘 적응하는데, 이런 과정이 순탄치 않으면 부적응 상태가 나타날 수 있다. 부적응이 오래되어 치료가 필요한 상황이 적응 장애다.

적응 장애는 낯선 환경에 서툴고 내성적인 성격일 때 잘 나타나는데 어릴 적부터 가족 간 유대감이 떨어지고 수줍음을 잘 타는 사람이 적응에 어려움을 겪는다.

적응 장애는 여러 사람보다는 특정인과의 관계에서 소통이 안 되는 문제에서 유발되기 쉬운데, 시어머니와 며느리(요새는 시아버지와 며느리의 갈등도 많은 편), 학교 선생님과 학생, 군대나 직장에서 선임과의 관계 불통을 예로 들 수 있다.

적응 장애는 정신적 문제로만 그치지 않고 신체적인 증상이 함께 동반된다. 소화가 잘 안 되거나 역류성 식도염에 잘 걸리는데 심장이 수시로 두근거리는 증상이 있다면 가슴이 뻐근하고 답답하며 가슴에 열이 몰린 느낌이 들다 이 열이 얼굴로 올라와 눈과 입 그리고 목 안이 마르고 이마에 열감이 나타날 수 있다. 이마를 중심으로 두통이 발생하는데 옆머리와 정수리로 이어지기도 하고 이어 불면증이 될 수 있다. 자고 나도 개운치 않고 몸이 무기력하며 소화가 안 되면 입맛이 뚝 떨어지기도 한다.

급하고 예민한 성격이면 증상이 잘 낫지 않는다. 관계 불통에서 출발한 증상이므로 갈등 대상자와 거리를 두는 것이 좋은데 피할 수 없다면 어느 한쪽이 자기를 낮추어야 한다. 갈등의 대상자와 대화를 통해 서로 한 발짝 물러서는 용기가 필요하다.

적응 장애를 겪고 있다면 갈등 대상자에게 내 몸에 나타난 증상에 대해 허심탄회하게 얘기하는데(여기서 상대방이 발병 원인이라고는 절대 말하면 안 되고 자신이 예민하고 소심한 탓이라고 말하는 여유가 있어야 함) 상호 오해의 종류를 파악하고 이를 풀어내야 한다.

연장자라고 손아랫사람인 네가 나를 무조건 이해해야 한다고 말하면 문제는 결코 해결될 수 없다.

쉽게 흥분하여 기가 위로 오르지 않기 위해 신경을 안정시키고 위장의 염증을 같이 개선하면서 정신적 오해를 풀어 나가면 치료된다. 음식 중에는 **달래무침**을 먹으면 좋다.

달래는 속을 따뜻하게 하여 음식 분해와 흡수 시간을 줄여 주고 기를 아래로 내려 마음을 차분하게 해 준다.

14

소부少府혈과 신문神門혈
잠 좀 잤으면

    집에서 살림하는 것만큼 그 가치를 인정받지 못하는 일이 없다. 야근하지 않는 이상 직장인들이 하루 8시간 일하는데 주부들은 출퇴근 시간이 따로 없다. 가사 노동도 뭔가 보람되면 좋은데 쉽지 않다. 집에서 노동할 때 손목 관절이 아프기도 하나 다리가 붓고 아픈 증상을 느끼게 된다. 가사일 말고도 오래 서서 일하는 직업을 가진 분들 특히 신발 굽이 좀 높아야 하는 여성이라면 다리 붓는 증상이 심해진다. 이럴 때 지압하면 좋은 경혈점이 있다. 앞서 말한 딸꾹질을 빨리 멈추는 데 좋은 음릉천이라는 경혈점이다. 수시로 자주 눌러 주면 다리 순환에 도움이 된다.

    잠 못 자는 것만큼 고역이 없다. 잠을 못 자게 되면 다음 날 점심 이후부터 찾아오는 극심한 피로를 견디기 힘들다. 운전이나 공부, 회사 업무 등 집중이 안 되니 업무 효율이 떨어지고 위험한 일을 하는 분들에겐 항상 사고의 위험이 도사리게 된다.

'잠이 보약이다'라는 말이 있다. 직장인들은 작업 능률을 올리기 위해 점심시간에 20분에서 30분 정도의 짧은 취침이 도움이 되기도 한다. 하루 업무를 오전과 오후로 나누어 일의 효율을 높이기 위함이다. 더운 나라에서 오후 낮잠을 뜻하는 '시에스타la siesta' 역시 잠으로 몸을 재충전하는 효과가 있다. 자는 동안에는 우리 몸의 장기들 역시 휴식을 취한다. 종일 열심히 일했기 때문이다. 잠들기 전 야식이 건강에 좋지 않은 이유도 휴식을 취하지 못한 위장 기능이 떨어져 밤늦게 섭취한 음식물이 제대로 분해, 흡수되지 못하고 위장에 오래 머무르기 때문이며 위장에 음식이 오래 머무르면 역류성 식도염, 위염 등 거의 모든 위장 질환의 원인이 된다.

불면증은 수면 장애라고도 불린다. 뜬눈으로 밤을 지새울 정도거나 얕은 잠을 자는 것 모두 불면증이다. 자고 나도 잔 것 같지 않은 상태가 바로 불면이며 입면기(잠들 때까지 걸리는 시간)가 길어지고, 중간에 자주 깨기도 하고, 자고 나서 생각도 안 나는 꿈을 자주 꾸는 것도 불면의 증상이라 할 수 있다.

위장 질환이 있으면 잠이 잘 안 온다. 잠을 못 자는 것 자체도 문제이지만 수면 부족으로 다음 날도 피로가 가시지 않고, 낮 동안에 졸리고 일의 집중력이 떨어지는 게 더 문제일 것이다. 오늘도 못 자고 내일도 못 자고 이렇게 반복되면 만성 피로로 이어지는 건 불을 보듯 뻔하다. 위장 질환이 있다면 증상 때문에 잠을 못 자는 일이 나타난다. 기능성 소화 불량이나 위궤양, 장염 등 기타 위장병 환자들에게서도 수면 장애가 나타난다. 수면제와 같은 정신 신경계 약물에만 의존하지 말고, 선행된 위장 질환을 먼저 치료받는 것이 좋다.

잠을 잘 못 자는 이유를 다시 정리하면 다음과 같다.

신경과민. 낮에 생각과 고민이 많아 밤에 잠을 이루지 못한다. 알 수 없는 불안에 시달리는 분들도 잠이 안 온다.

진액 부족. 몸의 진액이 부족하면 화가 위로 올라와 잠이 안 온다. 얼굴이 쉽게 붉어지고 상체에 열이 많아 잠을 이루기 힘들다. 열대야로 잠 못 자는 것과 비슷하다.

심장 약함. 소음인 체질은 물론 평소 심장이 약하면 가슴이 두근거리고 잠이 안 온다. 태음인과 소양인도 심장이 약한 경우가 있다.

소화 불량. 특히 음식이 식도에서 위로 잘 넘어가지 않는 분들이 잠이 안 온다. 저녁 식사를 좀 일찍 먹고 식사 후 섭취한 음식물을 소화한 후 자는 것이 증상 해소에 도움이 된다. 그러니 저녁 식후 걷기 운동을 꾸준히 하길 바란다.

잠 안 온다고 술을 자주 마시면 될까? 잠을 자기 위해 소주나 포도주를 한 잔씩 마시고 자는 분들이 있다. 이는 알코올 의존성으로 이어지기 쉽고 점점 더 많은 양의 술을 마셔야 잠을 잘 수 있게 된다.

술을 장기적으로 복용하면 알코올성 지방간이 유발되고, 간 수치가 상승하기도 하는데, 이는 심장 약화로 인한 심장 발작의 가능성 증가 및 간 세포의 파괴를 의미한다. 술 마시는 대신에 새끼손가락 바로 밑을 같은 쪽 엄지손가락 손톱으로 눌러 주면 긴장이 완화되고 숙면에 도움을 준다.

불면증에는 소부少府혈과 신문神門혈을 지압하면 좋다. 소부혈은 손을 똑바로 편 상태에서 가볍게 주먹을 쥐었을 때 새끼손가락 끝이 손바닥에 닿은 지점이고, 신문혈은 손바닥을 넓게 폈을 때 손목 주름 바깥쪽에 움푹 들어간 지점이다.

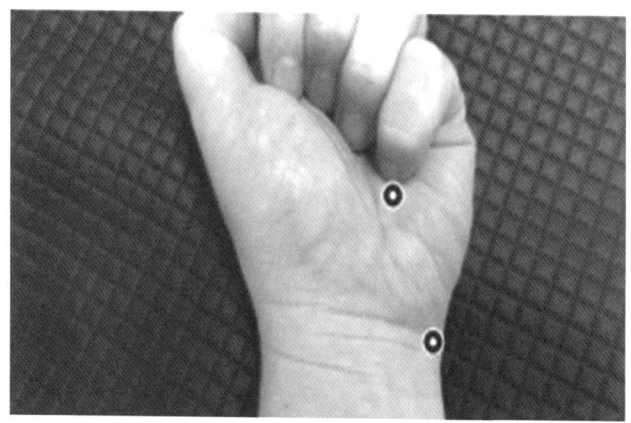

소부혈, 신문혈

15

펜넬
마음 어딘가 허전하거나 우울할 때 좋은 향기

'백옥 피부, 도자기 피부'

둘 다 피부 미인을 지칭하는 어구이다. 티 없이 맑고 깨끗한, 표면이 매우 부드러운 상태가 예쁜 피부의 조건이다. 겉은 마스크 팩이나 약물 각질 제거 그리고 레이저의 도움을 받더라도 속을 잘 다스려야 좋은 피부 상태가 오래간다. 피부에 염증이 잘 생기지 않는 내적 환경을 만들어야 한다. 피부의 염증은 결국 열을 관리하는 것인데 정신적 스트레스가 차지 않는 비중이 높다. 감정 홍조라는 말이 있듯 마음을 잘 다스리는 것이 피부에도 도움이 된다.

살다 보면 이유 없는 짜증과 불안 그리고 우울감 등이 나타날 수 있다. 곰곰이 생각해 보면 우리 몸 상태가 정상이 아닐 때 이런 감정 변화가 잘 일어난다. 가임기 여성의 경우 생리 전 증후군이나 호르몬 균형이 무너지면 우울과 불안이 나타날 수 있다.

이런 경우 **펜넬**은 특별히 우울과 불안을 경감시켜 준다. 펜넬은 농축액을 이용한 향기 요법으로도 많이 쓰이고, 심신을 안정시키는 효과가 있다. 농축액을 베개에 한두 방울 뿌리고 주무시면 숙면에도 도움을 준다.

마음이 허전한 사람치고 소화기가 튼튼한 사람이 없다. 그런데 소화기를 튼튼히 하면 마음이 편해질 수 있다. 소화기가 좋아진다는 것이 인체 컨디션이 좋아짐을 의미하는 것이기 때문이다.

위장의 분해력이 좀 약하다고 생각하신다면 식후 걷기 운동을 시작하는 것도 좋다. 걷는 거리는 중요하지 않다. 본인의 체력이 약하다면 하루 10분 정도로 가볍게 시작하고, 체력이 좋은 분이라면 1시간까지는 걸어도 좋다. 다만, 걷기 운동도 너무 지나치면 만성 피로로 이어질 수 있으므로 주의해야 한다. 만성 피로는 자칫 의욕 저하로 이어질 수 있기 때문이다. 뭐든지 너무 지나치면 좋지 않다.

위에서 언급한 펜넬은 소화기가 약하여 손발이 항시 차가운 사람에게도 좋고, 진정 작용이 있어 심리적으로 이완하는 데 도움을 준다. 정리하자면 인체 컨디션을 원활하게 만들면 정신 기능도 좋아진다. 건강한 신체에 건강한 정신이 깃드는 법이기 때문이다.

점점 신경 정신과 의사가 되어 가는 거 같다

아픈 사람이 대부분 그러하겠지만 마음속 깊은 곳에 상처들이 참 많다. 필자 앞에서 우는 환자들에게 티슈를 건네기도 하고 TV에 자주 나오는 유명한 신경 정신과 의사처럼 어느샌가 환자의 아픈 마음을 달래 본다. 어느 땐 나 자신의 걱정 근심 때문에 환자의 마음을 헤아려 주지 못할 때도 있다. 예전 외국 단체 여행을 한 적이 있었는데 가이드의 무사안일한 태도에 고객들이 불만이 많았다.

"지금 우리는 여행 중이지만 저 사람은 일하는 시간이잖아요."

여행 중 불만이 많았던 여성이 이렇게 말했던 기억이 난다. 퇴근하면서 직장의 일과 생각을 집으로 가지고 돌아와서는 안 되는 것과 마찬가지로 고민을 직장으로 가지고 와서도 안 된다. 지금은 일부러 찾아온 환자에게 할애된 시간이라는 사실을 그 여자분을 통해 새삼 느꼈다.

사람마다 사연이 많다. 허리나 발목을 삐끗했다든지 골프나 테니스를 많이 친 후 팔꿈치가 아프다든지 단순 통증의 치료가 아니나 내과 질환의 치료를 받으려는 환자들은 예전부터 어디가 아팠다든지 무슨 약을 먹고 있는지를 다 말하려 한다. 하지만 이 모든 얘기를 다 들어 주기엔 진료 시간은 한정되어 있다. 처음 방문한 환자들의 얘기를 최대한 들어 주다 보면 이십 분은 훌쩍 넘어가게 된다. 진료 상담 시간이 길어지다 보니 자동차 보험 환자처럼 통증 치료 침만 맞고 가려는 사람들의 원성이 높아졌다. 심지어는 다음과 같은 오해가 담긴 말을 듣기도 했다.

"자동차 사고 환자는 환자도 아니냐?"

당연히 그렇게 생각하지도 않고 생각할 수도 없다. 도시에는 너무나도 많은 병원이 있으므로 내가 아니어도 자기 몸을 맡길 의사는 넘쳐나기 때문이다. 그러다 보니 침 치료만을 위한 단순 통증 환자의 비중이 줄어들고 내과 환자들의 비중이 높아져 갔다. 한의원을 찾는 내과 질환자는 이미 동네 병·의원은 물론 대학 병원까지 두루 다녀 본 경험이 있으므로 이젠 한방 치료를 한번 받아 봐야겠다, 이번이 마지막이다, 라는 생각으로 방문하는 환자가 대부분이다. 여기서 해결을 봐야 하므로 한의사에게 더욱 많은 정보를 제공해야 정확한 치료가 이루어지리라 생각한다.

"다 말씀드리지 못할 거 같아서 여기 생각나는 대로 적어 봤어요."

이렇게 말하며 또박또박 적은 글씨가 적힌 A4 용지나 편지지를 내 앞으로 내미는 환자들이 있다. 당연히 신경이 예민하신 분이다. 몇 년도에 어떤 증상으로 어떤 처방을 받았는지도 상세히 기억하고 있으면서도 그걸 굳이 종이에 적어서 내민다. 증상 하나하나에 자신의 마음을 얽어매고 있어 그걸 풀어 줄 필요가 있다. 얽힌 매듭을 호기롭게 잘라 버리면 간단하겠지만 그렇게 했다간 환자가 많이 다친다. 세게 묶인 강한 매듭을 좀 느슨하게 만들어 주고 나머지는 스스로 풀어내도록 돕는 것이 나의 역할이다. 상처받기 쉬운 사람은 다루기 힘들다. 열 중 아홉을 마음을 편하게 해 주더라도 한 가지 서운한 일로 마음이 상하면 관계가 끝나기 쉽다. 이럴 때마다 줄다리기하는 심정이다. 내 쪽으로 잡아당기기만 하는 것이 아니라 상대방에게 끌려가 주는 여유가 필요하다. 별로 인생 경험도 사회 경험도 없는 나에게 생활의 지침을 문의할 땐 뭐라고 해야 좋을지 난감할 때가 있다. 이럴 땐 그저 선인들의 말씀을 생각하며 답을 드리려고 한다. 그러면 절반은 성공이다.

부록

목 이물감·명치 통증의 양상과 이를 개선하는 데 도움을 주는 생활습관

1. 목이물감의 양상

역류성 식도염의 주 증상은 목 이물감이다. 가슴 답답함과 등 통증이 같이 나타나기도 한다. 아래 그림은 목 이물감의 발생과 변화 양상을 보여 주고 있다.

목 이물감은 역류성 식도염 환자의 삶의 질을 가장 많이 떨어뜨린다. 후두염을 자주 동

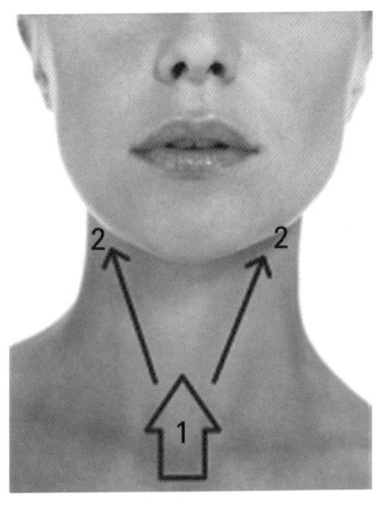

반하게 된다. 그래서 목소리가 잘 잠기고 쉬기도 하며, 노래를 좋아하는 경우 음이 예전만큼 올라가지 않고, 강의를 하는 분은 성량이 자꾸 작아짐을 경험하게 된다.

목 이물감 증상은 1번 영역에서 시작되어 2번 영역으로 점점 올라간다. 발병 초기에는 위산 역류로 1번 영역이 화끈거리거나 쓰린 증상이 자주 나타나지만, 오래되면 이물감이 주로 나타난다.

목 이물감은 하루 중 일정 시간에만 나타나기도 하지만, 심한 경우 종일 나타난다. 2번 영역은 흉쇄유돌근이라는 목의 근육인데, 2번 영역의 출발점인 갑상샘 부근이 답답한 느낌이 들다가 심한 경우 귀 부분까지 당기고 뻐근한 느낌이 나타난다. 그 이후엔 귀가 먹먹해지거나 이명증이 나타나면서 편두통으로 발전하게 된다.

이렇게 아픈 곳이 많아지면 마음도 답답하고 불안하여 불면증이 나타나기도 한다. 이는 만성 피로로 이어져 매사 집중력을 떨어뜨리고 심하면 공황 장애와 우울증이 나타나기도 한다.

좋은 팁

평소 말씀을 많이 하는 경우, 아침에 혹은 말을 많이 해야 하는 시간 직전에 아카시아꿀을 물에 타지 말고 한 숟갈 정도 먹은 후 그 꿀을 꿀꺽 삼키면 좋다. 꿀이 목 이물감이나 목소리 잠김을 치료하지는 못하지만 2시간 정도 목이 편안해짐을 경험할 것이다. 그리고 달걀을 반숙으로 먹으면 성대가 부드러워지면서 쉰 목소리 치료에도 도움이 된다.

2. 명치 통증의 양상

명치 통증과 복부 불편감은 역류성 식도염과 위염에서 공통으로 나타나는 증상이다. 영역별로 증상의 특징이 있으니 아래 그림을 보길 바란다.

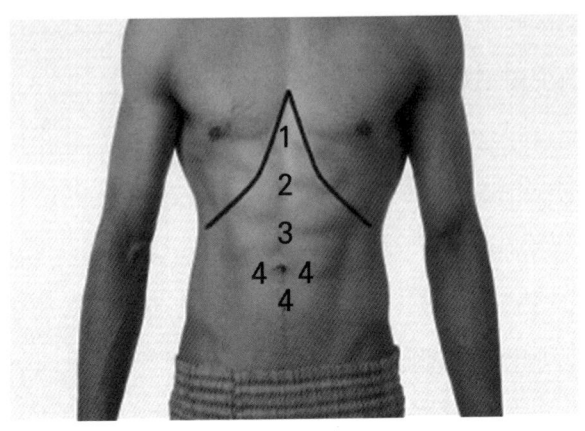

명치 통증은 1번과 2번 그리고 3번 영역에서 가장 많이 나타난다. 좌측 갈비뼈 아래가 뻐근하고 식후 답답함이 주된 증상이다. 1번 영역이 뻐근하면 음식물이 식도에서 위로 넘어오는 과정이 힘들어진 것이다. 여기가 답답하고 아프면 불면증이 자주 나타나 밤에 잠이 들 때까지 걸리는 시간이 길어지고 중간에 자주 깨기도 한다. 2번과 3번 영역이 뻐근하면 음식물이 분해되지 않고 위의 중앙이나 출구 부위에서 정체되어 있다는 뜻이다. 입맛이 떨어지기도 하고 속이 더부룩함을 많이 느끼게 된다. 3번 영역이 심장이 박동하는 것처럼 뛸 때도 있다. 주로 신경이 예민한 분들에게 자주 나타나고 신경을 많이 쓰면 증상이 더 심해진다. 4번 영역은 아랫배 팽만이 많이 나타나는 부위다. 대변을 보고도 덜 본 느낌이 들고 항상 가스가 차고 소화가 덜 된 느낌을 받을 때 다른 사람의 살처럼 느껴지고 피부 감각이 저리기도 한다. 4번 영역 역시 팽만이 심해지면 심장 박동처럼 뛰는 경향이 있다.

좋은 팁

식후 혹은 아무 때나 복부 불편감이 나타난다면 앞의 그림에 나온 번호 순서대로 손가락이나 지압봉 등으로 번호 부위로 꼭 눌러 보면 좋다. 배에서 꿀렁거리는 소리가 나면서 음식물 분해가 촉진된다. 그리고 양손을 비벼 열이 발생하게 한 후 복부를 시계 방향으로 돌려가며 부드럽게 마사지하면 속이 따뜻해지면서 편안함을 느끼게 된다.

3. 식습관

위장을 건강하게 지키는 식습관은 평소 밥, 채소, 삶은 고기를 먹는 것이다. 육류를 별로 좋아하지 않는 사람도 있지만, 위장이 약한 소음인은 특히 체력이 쉽게 떨어지기 때문에 고기를 조금씩이라도 자주 섭취해야 체력 저하를 막을 수 있다.

먼저 3~6일간은 밥과 채소만 먹는다. 채소는 기름에 볶지 말고 될 수 있는 한 생것으로 먹는 게 좋으며 나물 종류도 괜찮다. 이같이 3~6일간 식사를 한 후 속이 편해지고 위장 증상이 없으면 삶은 고기를 섭취해도 되는데, 소고기뭇국을 끓여 먹으면 좋다.

　소고기뭇국을 먹은 후 별다른 증상이 없다면 밥, 채소, 삶은 고기에 대한 적응력이 키워진 것이다. 고기를 구워 먹으려면 기름이 적은 소고기 부위를 먹는 게 좋다. 소고기는 성질이 따뜻하고 맛이 달아 육회로도 자주 먹는데, 비위를 보호하고 토하고 설사하는 것을 그치는 작용이 있다. 몸이 자주 붓는 증상에 좋고 근육과 인대를 튼튼히 하여 허리와 다리가 자주 아픈 경우에 도움을 준다. 운동선수가 소고기를 많이 섭취하는 이유도 이 때문이다. 돼지고기 삼겹살이나 오리고기는 구워 먹지 말기를 권한다. 기름이 많기 때문이다. 육류에 대한 적응력을 높이게 되면 간혹 면, 빵 등과 같은 밀가루 음식을 먹을 수 있다. 혹시 이들 음식을 많이 섭취하게 되면, 다음 날 첫 식사는 채소죽을 먹어 위에 대한 부담을 줄이고 전날 섭취한 음식 노폐물을 몸 밖으로 신속하게 배출하는 것이 위장을 건강하게 지키는 비결이다.

　콩 종류는 피하는 게 좋아 두유, 두부, 된장, 청국장도 안 먹는 것이 좋다. 변비가 심하신 분들은 우유 3분의 1컵 혹은 바나나 반 개를 먹어 보기 바라며, 속에 부담이 된다면 가정에서 발효기로 직접 제조한 요구르트를 마시면 좋다. 꿀과 참깨 분말을 더운물에 타서 아침저녁으로 복용하는 방법과 시금치죽을 먹는 방법도 있다. 시금치는 장의 열을 내리는 작용이 있으므로 열성변비熱性便祕를 치료하며 하복부를 누르면 단단하고 갈증이 자주 나 찬물을 선호하는 증상이 나타난다.

　몸에 좋다고 현미밥을 먹거나 곡물 가루를 우유에 타서 식사 대용으로 먹는 경우 상복부에 부담을 준다. 상복부 팽만이 오래되면 식후 늘 더부룩하고 명치 아래가 그득하며 아프게 된다.

정리하자면 기본적으로 밥, 채소, 삶은 고기로 식사하는 것이 좋다. 콩 종류는 하복부에 가스를 유발하므로 절제하는 것이 좋고, 단맛을 많이 섭취하면 상복부에 팽만감을 유발하므로 절제하는 것이 중요하다. 과식한 후 다음 끼니는 채소죽을 먹어, 전날 노폐물을 몸 밖으로 신속히 배출해야 위장을 보호할 수 있다. 간혹 사과나 포도를 즐겨 먹는 경우가 있다. 이런 경우 위산 분비가 늘어나 목 이물감 증상을 더 심하게 만들 염려가 있으니 특히 아침과 저녁 식후엔 절제하면 좋다.

평소 과일보다는 채소 위주로 먹되 적당량의 방울토마토는 추천한다. 토마토 섭취 후 위산 분비가 증가하면 당연히 절제해야 한다. 생선은 속살 위주로 먹는 것이 좋으니 구운 생선을 먹을 때는 기름이 많은 겉껍질은 먹지 않는 것이 좋다.

4. 운동 습관

위장 치료는 복부를 부드럽게 만들 필요가 있다. 복근 운동은 하지 마시고, 근육을 뭉치게 하는 근력 운동은 삼가야 한다. 만성 위염 환자 중에 평소 운동을 하지 않음에도 복근이 발달한 것처럼 단단하기도 하다. 이런 근육이 부드럽게 풀어져야 소화력이 온전히 회복된다.

위장이 약한 분들은 움직여야 소화가 잘 된다. 체력이 떨어진 분들은 무리하게 운동하지 마시고 식사를 마치고 좀 쉬었다가 15~20분 정도 가벼운 걷기 운동하면 좋다. 기력이 약한 분들이 1시간씩 운동하면 체력 특히 양기가 더 고갈되어 위장 운동 기능이 더 약해진다. 위장 운동이 약해지면 음식물이 위장에 머무르는 시간이 길어지게 되고 식사 때가 되어도 입맛이 없어지고 먹은 음식물로부터 양질의 영양소를 섭취하지 못하고 몸에 노폐물만 쌓이게 된다. 위장이 약한 사람들이 어깨나 등 부위의 근육통이 많아지는 것도 이런 이유다.

운동 시간은 식후 30분 정도 경과 후가 좋은데, 저녁 식사 후가 가장 효율적이다. 그래야 자는 동안 음식물 분해 흡수력을 높여 다음 날 아침에 속을 편안하게 만들기 때문이다.

정리하면, 힘을 많이 쓰는 운동보다는 가벼운 걷기가 소화에 더 도움을 준다.

5. 스트레스 줄이는 지압법

스트레스가 많으면 신경성 소화 불량이나 위장 장애가 많이 나타난다. 규칙적인 운동은 마음을 편하게 해 주는데 추가로 지압법을 알려 드리고자 한다.

긴장하거나 신경 쓸 일이 생길 때마다, 엄지손가락 손톱으로 같은 손 새끼손가락 손톱 밑을 꼭 눌러 주면 심리적 안정 효과가 있다. 전화 통화를 하면서 혹은 다른 일상생활을 하면서 수시로 자주 시행한다. 이 방법은 낯선 환경에서 쉽게 긴장할 때 좋다.

신경성 소화 불량이신 경우 혹은 위장 장애로 불면증, 우울증이나 공황 장애가 유발되면 정신적 스트레스를 줄이는 것이 중요하다. 모든 스트레스의 기본은 불안이다. 불안이란 감정은 우리가 살아가는 동안 친한 친구처럼 항상 함께하게 된다. 불안이란 감정이 올라오면 이를 다른 행동으로 주의를 돌릴 필요가 있는데, 음악 감상, 독서, 명상 등이 있다. 또, 육체를 힘들게 하여 불안을 잠시라도 잊을 수 있는데 이를 전환 기법이라 한다. 불안이 나타나면 이런 불안을 완화하기 위해 강박적 행동을 하기도 한다. 예를 들면, 반복적으로 손 씻기 등을 들 수 있다. 이런 행동을 1시간만 미루기, 내일로 미루기, 1달 후로 미루기, 1년 후로 미루기 등으로 자꾸 미루시면 당신은 불안을 자신의 힘으로 통제할 능력이 생길 것이다. 이를 연기 요법이라고 부른다.

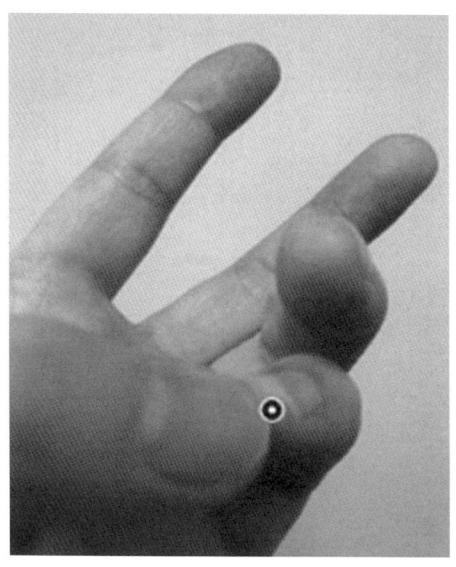

6. 기억할 내용

소화가 잘 안되고 예전보다 음식을 분해하는 시간이 길어졌다면 생강을 그늘에 말린 뒤 프라이팬에 넣고 표면이 약간 갈색을 띨 때까지 불로 볶아 준다. 이를 물로 끓여 차로 마시면 증상에 도움이 된다. 말린 생강을 건강乾薑이라고 부른다. 치료가 어렵고 늦었다고 포기하지 말고 위에서 알려 드린 건강을 꾸준히 복용하면 도움이 된다.

제산제는 증상이 너무 심하여 견디기 어려울 때만 복용하는 것이 좋은데 처음엔 증상이 온전히 제산제 등을 병행 복용할 경우가 많겠지만 점차 제산제 등의 약물을 덜 찾을 것이고 증상이 호전되면 완전히 중단할 수 있다. 약물을 오랜 기간 드신 분이라면 서서히 중단하는 기간이 더 길어질 수도 있다.

표재성 위염, 역류성 식도염 진단을 받고, 위산뿐 아니라 음식물 자체가 역류하기도 하며, 지속적인 목 이물감이 있는 경우엔 위 운동 기능을 개선하는 방법으로 고쳐야 한다. 위 운동 기능을 개선에는 인삼이 좋다. 인삼은 원래 폐가 약하여 호흡이 짧고 기침을 자주 할 때 좋지만, 비위가 약하여 입맛이 떨어지고 음식물의 수송 기능이 저하된 경우를 회복시켜 준다. 수송 기능이 바로 위 운동 기능을 말한다. 홍삼이 괜찮으며 차로 끓여 먹어도 좋고 가루를 내고 그 분말을 매회 1g씩 하루 3회 먹는 것도 좋다. 인삼은 마음을 안정시키고 지력을 향상하므로 신경성 소화 불량 치료에 도움을 준다. 다만 가슴이 자주 두근거리고 답답할 때는 먹지 말아야 한다.

목 이물감 치료는 매핵기 치료를 병행하는 것이 좋은데, 역류성 식도염은 스트레스 과도나 신경이 예민하신 경우 많이 발병하기 때문이다. 목 이물감은 정서와 관련이 깊으므로 치료가 종료되어도 신경을 갑자기 많이 쓰면 재발하는 경우가 있다. 그래서 평소 새끼손가락 손톱 아래 2mm에서 3mm 지점을 자주 지압하면 심리적 안정에 도움이 된다. 앞서 소개한 지압법이다. 아울러 기관지 건강에 좋은 배나 도라지 뿌리를 함께 끓여 먹으면 도움이 된다.

위산이 부족하여 소화가 잘 안 되는 경우 위축성 위염과 장 상피 화생을 진단받기도 한다. 위축성 위염은 위 점막이 만성 염증으로 얇아진 질환을 말하고, 장 상피 화생은 위의 정상적인 점막 조직이 위산을 분비하지 못하는 조직으로 변형되는 현상이다. 아직 '치료를 통해 장 상피 화생 조직이 원래의 위 점막 조직으로 환원될 수 있다' '그렇지 않다'라고 견해가 분분하다. 우선 떨어진 소화 기능을 회복하고 장 상피 화생이 타 조직으로 확산하지 않는 것을 목표로 치료받으면 된다.

─────── 에필로그 ───────

 지금까지 심장과 위장 그리고 마음의 여러 불편한 증상의 원리와 일상에서 쉽게 해결하는 방법에 대해 알아보았다. 최대한 주변에서 쉽게 구할 수 있는 음식 재료를 소개했으나 치료 효과를 높이기 위해 한약으로 많이 처방하는 약재를 소개할 수밖에 없는 상황에 대해선 양해를 구하고자 한다. 이들 약재는 차로 끓여 먹는 방법으로 활용할 수 있는데 약재 용량의 5배의 물을 넣고 처음엔 약한 불로 끓이다 나중에 충분히 끓기 시작하면 바로 중단하는 것이 최적의 효능을 지닌 약차를 만드는 방법이다. 약재의 성분 중엔 방향성芳香性이 많은데 끓이면 유효 성분이 휘발되어 사라지기 때문에 처음부터 센 불로 오래 끓이는 방법은 추천하지 않는다.
 어쩌면 차를 끓여 먹는 것 자체도 대단히 번거로운 일이 될 수도 있으나 당장 내 몸에 나타나는 불편한 증상이 기존의 약물 치료나 다른 방법으로 잘 해소되지 않는다면 조그만 수고는 필요하다고 생각한다. 더구나 본 책에서 언급한 약차의 재료는 시중에 티백 제품으로도 쉽게 구할 수 있으므로 입맛에만 잘 맞는다면 장기적으로 복용해도 괜찮을 것 같다.

이번 책에선 주변에서 접할 수 있는 음식도 소개하였다. 개인의 취향에 따라 음식 자체에 대한 호불호가 있을 것이나 다른 대안을 많이 열거하였으니 본인이 원하는 방법을 선택하면 무리가 없을 거라 본다.

여러 음식과 차를 소개했으나 필자가 개인적으로 가장 좋아하고 환자들에게 권하는 음식은 소고기뭇국이다. 이 책의 저술 목적인 심장과 위장을 강하게 만드는 식치食治 처방이기도 하다. 심장이 제대로 활동하려면 양기가 충만해야 하는데 소고기는 양기를 회복시키는 역할을 한다. 무는 속을 편안하게 하고 소화력을 높이는 작용을 잔다. 소고기뭇국 국물을 한 숟갈 떠먹으면 몸 전체가 따뜻해지면서 속이 편해지는 느낌을 받을 수 있다. 각종 조림 반찬에 무를 넣으면 음식 자체가 위장에 부담을 주는 걸 어느 정도 막을 수 있을 것이다. 속을 더부룩하게 만드는 음식 중 하나인(물론 맛은 좋지만) 청국장이나 칼국수에도 무를 듬뿍 넣어 먹는다면 식사 후 포만감이 지나치게 오래 나타나는 증상을 줄여 줄 것이다.

소고기뭇국은 몸 상태를 회복하는 데도 도움을 준다. 소화 불량이 극심하여 죽이나 미음 정도의 음식을 거의 연명하다시피 드실 수 있는 사람이 조금씩 양을 늘려 나가면서 소화력이 좋아진 상황도 보았다. 그리고 겨울철 심장 부정맥이 잘 조절되지 않은 환자에게서 며칠 소고기뭇국을 섭취한 후 심장 리듬이 안정되었다는 연락을 받은 적도 있다.

필자가 소고기뭇국을 예찬하듯 독자 역시 자신만의 건강에 도움이 되는 음식 처방을 만들 수 있다. 본 책의 도움을 받듯 아니면 스스로 경험을 토대로 말이다. 몇 년 전 과로하여 몸의 양기가 쇠해진 적이 있었다. 무릎에 힘이 빠지고 거리를 걸을 때도 다리에 힘이 빠져나가는 느낌이었다. 그때 아내가 버터구이 전복과 전복밥을 지어 한 상 차려 주어 맛있게 먹고 나니 다음 날 걸음이 달라지는 걸 느꼈다. 적절한 음식도 충분히 약으로서 가치가 있다는 사실을, 정말 밥이 보약이라는 말을 실감한 사건이었다.

음식 재료의 성질과 효능에 대한 자세한 내용은 1580년경 중국 명나라 때 출간된 의학자 이천李梴의 《의학입문醫學入門 본초本草 편》을 참고하였음을 밝힌다. 《의학입문》은 이후 동양의학의 백과사전 격인 허준의 동의보감의 토대가 되었다.

마지막으로 이 책을 저술하는 데 있어 음식 요리에 관해 아낌없는 조언을 해 준 아내에게 깊은 감사의 인사를 건넨다. 또한 필자의 글쓰기 능력 향상에 도움을 주신 개그맨 전유성 선생님과 재밌는 삽화를 그려 주신 종합 아티스트 이익태 선생님께도 감사드린다.